t.

TRAUNER VERLAG

Gertrude Greil-Neuhofer • Andrea Meyer

Schriftliche Arbeit im Fachbereich PFA

Eine Herausforderung für Lehrerinnen und Lehrer der Pflegefachassistenz

Impressum

Gertrude Greil-Neuhofer • Andrea Meyer
Schriftliche Arbeit im Fachbereich PFA
Eine Herausforderung für Lehrerinnen und Lehrer der Pflegefachassistenz

2. Auflage 2025

Köglstraße 14, 4020 Linz
ÖSTERREICH

Coverbild: shutterstock.com

Herstellung:
Dataform Media GmbH
Julius-Raab-Str. 8,
2203 Großebersdorf

PRINTED IN AUSTRIA

ISBN 978-3-99151-903-4
www.trauner.at

Vorwort

Durch die neue Pflegeassistenzberufe-Ausbildungsverordnung (PA-PFA-AV) sowie die GuKG-Novelle 2016 ist die „Schriftliche Arbeit im Fachbereich“ ein wesentlicher Bestandteil der Ausbildung in der Pflegefachassistenz geworden.

Dies scheint mir eine sinnvolle und vor allem notwendige Bereicherung für die Ausbildung der Pflegefachassistenz zu sein, da die Pflege im kritischen Hinterfragen und Reflektieren stets gefordert ist.

Lehrer und Lehrerinnen nehmen im Schulalltag eine Schlüsselrolle ein und die Anforderungen und Erwartungen an sie sind immens. Sie müssen sich entsprechend anpassen und vor allem innovativ sein, um die Auszubildenden effektiv auf ihre beruflichen Rollen vorzubereiten. Prompt-Engineering bietet einen elementaren Ansatz, um das Potenzial generativer KIs zu nutzen und interaktivere, personalisierte sowie effektivere Lernumgebungen zu schaffen.

Das vor Ihnen liegende Buch richtet sich in erster Linie an Lehrpersonen der Gesundheits- und Krankenpflege, die mit den Aufgaben des Unterrichts „Modul Schriftliche Arbeit im Fachbereich“ betraut sind.

Weiters soll die Auseinandersetzung mit der Fachliteratur für alle Betreuungslehrer und Betreuungslehrerinnen der „Schriftlichen Arbeit im Fachbereich“ bereichernd sein.

Auch Praktiker und Praktikerinnen der Pflege, die sich ein Basiswissen über die „Schriftliche Arbeit im Fachbereich“ aneignen möchten, gehören zur Zielgruppe des vorliegenden Buches.

Einblicke in dynamische Prozesse des Schreibens und deren Hintergründe erfolgen kompetent und spannend.

Markus Widlroither, B.A., M.Ed.

Direktor der Gesundheits- und Krankenpflegeschule der Salzburger Landeskliniken

Salzburg, Oktober 2025

Inhaltsverzeichnis

1. Einleitung (Greil-Neuhofer)

Die zu verfassende „Schriftliche Arbeit im Fachbereich" lehnt sich an wissenschaftlich formale Arbeitskriterien an bzw. bereitet auf diese vor und erhebt nicht den Anspruch, empirisch zu sein. Sie ist vielmehr eine vertiefte Auseinandersetzung mit einem selbst gewählten, berufsspezifischen Thema, die durch das Erfüllen der vorgegebenen formalen und inhaltlichen Kriterien eine erste Auseinandersetzung mit wissenschaftlichen Arbeiten sein bzw. auf diese vorbereiten soll.

1.1 Problemstellung

„Schreiben ist lustvoll und formt den Geist" (Greil-Neuhofer, 2017).

Eine „Schriftliche Arbeit im Fachbereich" schreibt sich nicht von allein und folglich ist eine Selbstbestimmung sowie Selbstständigkeit bei den Auszubildenden anzustreben, welche die Abhängigkeit vom Betreuungslehrer/von der Betreuungslehrerin auf das Wesentliche minimiert. Hilfreich ist hierbei ein Unterrichtsstil, der die individuelle, persönliche Verantwortung begünstigt, die Entwicklung von Kreativität zulässt und innovatives Handeln fördert. Bei jedem Unterricht gilt es, Auszubildende zu unterstützen, neue und unerwartete Situationen selbst zu meistern. Durch wertschätzende Kommunikation und Interaktion können mögliche Barrieren wahrgenommen bzw. erkannt werden sowie Maßnahmen zur erfolgreichen Gegensteuerung gesetzt werden. Es gilt, die Hemmschwelle zum Schreiben gering zu halten und bestehende Ängste abzubauen. Hierzu benötigt es genügend Überzeugungsarbeit, welche vonseiten des/der Lehrenden zu leisten ist. Das Kursklima und vor allem die Aufgabenvielfalt können das Schreiben erleichtern und erfolgreiche Entwicklungen begünstigen. Ein kompetenter Umgang mit verschiedenen Methoden und Techniken des Lesens sowie Schreibens kann nutzbringend und vor allem spannend sein.

„Schreiben ist eine aktive und damit besonders nachhaltige Form des Lernens" (Wolfsberger, 2010, S. 32).

Schreiben kann als eine Handlungskompetenz aufgefasst werden, welche in der theoretischen Ausbildung erlernbar und erweiterbar ist. Angelehnt an den Leitfaden der „Schriftlichen Arbeit im Fachbereich" der Salzburger Landeskliniken unterliegt das Schreiben einem Formschema und dennoch ist der Spielraum zur individuellen Schreibstilentwicklung möglich bzw. erwünscht.

Rossig und Prätsch (2010, S. 1 f.) betonen, dass Hausarbeiten, Referate und Abschlussarbeiten bei den Verfassern/Verfasserinnen erhebliche Probleme aufwerfen können, da vornehmlich eine Unschlüssigkeit bezüglich der Anforderungen besteht. Eine Auseinandersetzung mit Prinzipien, Methoden und Techniken des Schreibens mit Formvorschriften, Gestaltungsfragen sowie Kriterien der Darstellung sind unabdingbar. Auf inhaltliche Richtigkeit sowie Eindeutigkeit ist zu achten. Gedankengänge sollen nachvollziehbar sein und die Verständlichkeit muss gewahrt werden. Zukünftige Arbeitgeber/innen lassen sich von Bewerbern/Bewerberinnen vermehrt Abschlussarbeiten als richtungsweisendes Muster präsentieren.

Der Schreibprozess kann individuell sehr unterschiedlich verlaufen. Die Vorgangsweise im Prozess und der Einsatz vom sogenannten Schreibdenken können zu mehr Effektivität und Schreibfreude führen. Eine Reflexion über das eigene Schreiben ist notwendig, denn nur so kann die Schreibkompetenz verbessert werden. Essenziell ist es auch zu erfahren, welche Kategorie von Schreibtyp beim Verfasser/bei der Verfasserin vorliegt. Es gilt, günstige Bedingungen für das Schreiben zu schaffen, um zukünftig die Produktivität zu steigern (vgl. Scheuermann, 2012, S. 39). „Beim Schreibdenken gehen Schreiben und Denken eine schöpferische Verbindung ein" (Scheuermann, 2012, S. 18). 2009 entwickelte die Autorin den Begriff Schreibdenken und in weiterer Folge das Konzept und die Methode. Der methodische Ansatz inkludiert eine Verbindung von textlichen und bildlichen Darstellungen, um Kerngedanken herauszufiltern. Bei diesem Ansatz werden klassische Techniken des Schreibens (freies, kreatives Schreiben) mit Methoden, die psychologische Aspekte des Schreibens integrieren, verknüpft (vgl. Scheuermann, 2012, S. 18 f.).

> *Schreibdenken bezeichnet sowohl den Prozess des Weiterdenkens beim Schreiben als auch die Methode mit assoziativen, strukturierenden, reflektierenden, denk- und schreibfördernden, psychologisch reflektierenden sowie Text-Bild-integrierenden Techniken* (Scheuermann, 2010; 2011; zit. aus Scheuermann, 2012, S. 18 f.).

1.2 Ziele

Ein Ziel der vorliegenden Publikation ist die Darstellung von Lernzielen, welche im Modul „Schriftliche Arbeit im Fachbereich" (SAiFB) an den Salzburger Landeskliniken vermittelt werden. Es werden darüber hinaus Möglichkeiten aufgezeigt, wie der Schreibprozess von

Auszubildenden in der Pflegefachassistenz im Sinne einer fachlichen, methodischen und sozialen Kompetenz durch qualifizierte Lehrende anleitend begleitet werden kann. Die Erfahrungen aus dem Unterrichtsmodul sowie der Schreibwerkstatt sollen den Lesern/Leserinnen dieses Buches zugänglich gemacht werden.

2. Gesetzliche Grundlagen (Greil-Neuhofer)

Die „Schriftliche Arbeit im Fachbereich" ist in der Pflegeassistenzberufe-Ausbildungsverordnung (PA-PFA-AV) des Bundesgesetzes (BGBl. Teil II, 301. Verordnung, 31. Oktober 2016) geregelt. Folgende Auszüge aus der PA-PFA-AV sind relevant:

> ***§ 48.*** *Das **Modul Schriftliche Arbeit im Fachbereich** umfasst 100 Stunden und ist im 2. Ausbildungsjahr der PFA-Ausbildung gemäß der **Anlage 3** durchzuführen.*
> *Das Modul Schriftliche Arbeit im Fachbereich (I.) dient dem Erwerb der unter II. angeführten Kompetenzen. Die Erarbeitung der Schriftlichen Arbeit im Fachbereich hat unter den in III. festgelegten Rahmenbedingungen zu erfolgen.*
>
> ***I. Das Modul Schriftliche Arbeit im Fachbereich [...] setzt sich zusammen aus***
> *1. der Vermittlung theoretischer Kenntnisse und Arbeitstechniken für die Erstellung der Schriftlichen Arbeit im Fachbereich sowie*
> *2. einer unterrichts- und praktikumsfreien Ausbildungszeit für die Erarbeitung der Schriftlichen Arbeit im Fachbereich.*
>
> ***II. Das Modul Schriftliche Arbeit im Fachbereich soll den/die Auszubildende/n insbesondere befähigen,***
> *1. eigenständig eine berufsrelevante Themenstellung auf höherem Niveau zu bearbeiten,*
> *2. exemplarisch berufsrelevante Sachverhalte und Probleme sowie ihre Ursachen und Zusammenhänge zu erfassen und Problemlösungen aufzuzeigen,*
> *3. Literatur- und Informationsquellen zu nutzen sowie*
> *4. grundlegende Arbeitstechniken für die Erarbeitung der Schriftlichen Arbeit im Fachbereich anzuwenden.*

III. Rahmenbedingungen der Schriftlichen Arbeit im Fachbereich:

1. Jeder/Jede Auszubildende hat eine Schriftliche Arbeit im Fachbereich in Form einer gegliederten Literaturarbeit zu einem berufsspezifischen Thema zu verfassen.

2. Die eigenständige Erarbeitung [...] muss gewährleistet sein. Eine eigenständige Erarbeitung setzt voraus, dass der/die Auszubildende alle für das Erstellen der Schriftlichen Arbeit im Fachbereich erforderlichen Arbeiten selbstständig geleistet hat. Kennzeichen einer eigenständigen Schriftlichen Arbeit im Fachbereich sind, dass sich in der Arbeit insbesondere die gedankliche Struktur, die Annäherung an die Thematik, die Perspektive und der Schreibstil des/der Auszubildenden widerspiegeln.

3. Das Thema der Schriftlichen Arbeit im Fachbereich ist aus dem fachlichen Umfeld der Themenfelder, die Inhalt der kommissionellen Abschlussprüfung sind, von den Auszubildenden zu wählen. Es bedarf der schriftlichen Genehmigung des/der Direktors/-in. Die Genehmigung des Themas hat auf Grundlage eines schlüssigen Konzepts zu erfolgen. Bei der Genehmigung des Themas der Schriftlichen Arbeit im Fachbereich ist auf Themenvielfalt zu achten. Gehäufte Wiederholungen von Themen und Fragestellungen sind zu vermeiden. Wird von einem/einer Auszubildenden kein Thema gewählt, ist vom/von der Direktor/-in ein Thema zuzuteilen.

4. Ausgangspunkt jeder Schriftlichen Arbeit im Fachbereich ist bzw. sind die in der Einleitung formulierte/n Fragestellung/en. Den inhaltlichen Abschluss der Schriftlichen Arbeit im Fachbereich bildet die Beantwortung dieser Fragestellung/en (Zusammenfassung, Implikation für die Praxis usw.).

5. Jeder/Jede Auszubildende ist während der Erarbeitung der Schriftlichen Arbeit im Fachbereich von einer Lehrkraft zu betreuen. Im Rahmen der Betreuung hat die Lehrkraft den/die Auszubildende/n die notwendige methodisch-fachliche Unterstützung und Anleitung zu bieten.

6. Der/Die Direktor/in hat den Mindest- und Höchstumfang der Schriftlichen Arbeit im Fachbereich festzulegen.

Die Note ergibt sich laut § 49, § 20 und § 50, § 51 sowie § 42 (PA-PFA-AV) des Bundesgesetzes (BGBl. Teil II, 301. Verordnung, 31. Oktober 2016) durch die Leistungsfeststellung und Beurteilung der „Schriftlichen Arbeit im Fachbereich“.

Schriftliche Arbeit im Fachbereich – Leistungsfeststellung und -beurteilung

§ 49. *Die Schriftliche Arbeit im Fachbereich ist von einer Lehrkraft zu betreuen, zu überprüfen und zu beurteilen. Die Beurteilungsstufen gemäß § 20 sind anzuwenden.*

§ 20. *(1) Für die Leistungsfeststellung [...] sind folgende Beurteilungsstufen anzuwenden:*

1. „sehr gut" (1)

2. „gut" (2)

3. „befriedigend" (3)

4. „genügend" (4)

5. „nicht genügend" (5)

Schriftliche Arbeit im Fachbereich – Überarbeitung

§ 50. *(1) Wird die Schriftliche Arbeit im Fachbereich von der betreuenden Lehrkraft mit „nicht genügend" beurteilt, hat diese dem/der Auszubildenden eine Frist zur Überarbeitung von drei bis sechs Wochen einzuräumen.*

(2) Wird die überarbeitete Schriftliche Arbeit im Fachbereich von der betreuenden Lehrkraft negativ beurteilt, ist folgende Vorgangsweise einzuhalten:

1. Der/Die Auszubildende hat die Schriftliche Arbeit im Fachbereich zu überarbeiten. Hierfür ist eine Frist von zwei bis vier Wochen einzuräumen.

2. Die betreuende Lehrkraft hat die überarbeitete Schriftliche Arbeit im Fachbereich zu überprüfen und dem/der Direktor/in mit einem Beurteilungsvorschlag vorzulegen.

3. Der/Die Direktor/in hat die überarbeitete Schriftliche Arbeit im Fachbereich auf Basis des Vorschlags der betreuenden Lehrkraft zu beurteilen.

Schriftliche Arbeit im Fachbereich – Letzte Überarbeitungsmöglichkeit

§ 51. *(1) Wird die überarbeitete Schriftliche Arbeit im Fachbereich gemäß § 50 Abs. 2 Z 3 vom/von der Direktor/in negativ beurteilt, ist dem/der Auszubildenden eine letzte Überarbeitungsmöglichkeit einzuräumen. Hierfür ist eine Frist von zwei bis vier Wochen vorzusehen.*

(2) Führt die überarbeitete Schriftliche Arbeit im Fachbereich gemäß Abs. 1 zu einer negativen Beurteilung des/der Direktors/-in, scheidet der/die Auszubildende automatisch aus der PFA-Ausbildung aus.

Kommissionelle Abschlussprüfung – Inhalt, Durchführung und Beurteilung

§ 42. *(1) Die kommissionelle Abschlussprüfung in der PFA-Ausbildung umfasst*

1. das Themenfeld „Zielgruppen- und settingorientierte Pflege einschließlich Pflegetechnik (Teil 2)" und

2. das Themenfeld „Zielgruppen- und settingorientierte medizinische Diagnostik und Therapie einschließlich medizinische Pflegetechnik (Teil 2)".

(2) Die Lehrkräfte haben im Rahmen der kommissionellen Abschlussprüfung die Prüfungen durchzuführen. ***Der Themenschwerpunkt der Schriftlichen Arbeit im Fachbereich ist einzubeziehen.*** *Der Prüfungskommission ist eine Beurteilung in jedem Themenfeld vorzuschlagen. Die Prüfungskommission hat für jedes Themenfeld eine Note festzulegen.*

Im nachfolgenden Kapitel werden die Lernziele, welche es zu erreichen gilt, dargestellt.

3. Lernziele im Modul „Schriftliche Arbeit im Fachbereich" (Greil-Neuhofer)

Ein Curriculum für die Ausbildung der Pflegefachassistenz ist derzeit noch in der Entwicklung durch das ÖBIG (Österreichisches Bundesinstitut für Gesundheitswesen). Aufgrund dieser Tatsache wurden bereits im Mai 2017 im Auftrag der Direktion (DION) an der Schule für Gesundheits- und Krankenpflege der Salzburger Landeskliniken Inhalte des Moduls, Lernziele und ein Leitfaden zur Erstellung der SAiFB entwickelt, um klare Verhältnisse für die Ausbildung der Pflegefachassistenz zu schaffen. Im Anschluss fand eine erste Intervision statt. Die Lehrkompetenz der Intervisionsteilnehmer/innen und der beratenden Experten/Expertinnen von außen wurden in dieser Arbeitsgruppenzusammenstellung bedacht. Gemeint ist an dieser Stelle bezüglich Lehrkompetenz vor allem eine Verbindung aus fachlichem sowie fachdidaktischem Wissen und praktischen Erfahrungen im Unterrichtsfach „Grundlagen der Pflegewissenschaft und Pflegeforschung" sowie „Wissenschaftliches Arbeiten". Das Intervisionsprotokoll soll an dieser Stelle einen detaillierten Einblick geben:

PFA (2. Abj.)	**Intervisionsprotokoll (IVP) – „Schriftliche Arbeit im Fachbereich“**		
Teilnehmer/innen:	Mag. Gertrude Greil-Neuhofer, MSc Margarethe Frauenhuber, MSc		
abwesend:	Andrea Meyer, BScN (Unterricht; ein Vorgespräch hat am 03.05.2017 stattgefunden)		
Datum:	04.05.2017	Zeit:	7.00 – 11.30 Uhr
Protokollführung:	Mag. Gertrude Greil-Neuhofer, MSc		
To-do-Liste	**Was?**	**Wer?**	**Bis wann?**
Insgesamt 60 UE Modul SAiFB	Inhalte des Moduls in der Planung berücksichtigen	DION Zentrale Stundenplanung	Juli 2017
8 UE Vortragenden planen	Vermittlung von Grundkenntnissen am PC und Anwendung der Word-Vorlage durch EDV-Experten	DION Zentrale Stundenplanung	Juli 2017
Leitfaden SAiFB	Entwicklung und Erstellung	Mag. Greil-Neuhofer, MSc, mit Durchführung einer Delphi-Runde zur Konsensfindung	August 2017
16 UE Termine festlegen	Schreibwerkstatt an zwei aufeinanderfolgenden Tagen planen	DION Planung	bis Juli 2017
	Präsentation der SAiFB	DION Planung	bis Juli 2017

Workflow – Lernziele PFA 2. Abj

Lernfeld: Schriftliche Arbeit im Fachbereich (SAiFB)

Ideensammlung unter Einbezug des BGBl. II vom 31. Oktober 2016 – Nr. 301 und der Klausurergebnisse vom März 2017:

Das Modul SAiFB umfasst 100 Stunden. 60 UE dienen der Vermittlung theoretischer Kenntnisse und Arbeitstechniken, welche für die Erstellung der SAiFB relevant sind. Die restlichen 40 UE werden in einer unterrichts- und praktikumsfreien Arbeitszeit für die selbstständige Erarbeitung der SAiFB verwendet.

Inhalte der 60 UE:

- Literaturrecherche (Ziele, Publikationsformen, Bibliotheksexkursionen, Lesephasentechnik, Suchstrategien diverser Fachdatenbanken inkl. Online-Fachzeitschriften, Website-Beurteilung hinsichtlich Vertrauenswürdigkeit)
- Schreiben als Denk- und Lernwerkzeug (Schreibdenken im Prozess und Schreibtypen)
- Zitation und Bibliografiereglement anhand des Leitfadens SAiFB
- Auswahl eines berufsrelevanten Themas mit Fragestellung(en)
- Struktur einer „Schriftlichen Arbeit im Fachbereich“ (Leitfaden zur SAiFB; Vermittlung von Grundkenntnissen am PC und Anwendung der Word-Vorlage durch EDV-Experten in mindestens 8 UE)

• Schreibwerkstatt 16 UE (Modul-Lehrende und Germanistiker/in planen) an zwei aufeinanderfolgenden Tagen. Cave: Die 60 UE sind vor der unterrichts- und praktikumsfreien Ausbildungszeit abzuhalten! Hintergrund-Erarbeitung der SAiFB ist nur unter Berücksichtigung der theoretischen Kenntnisse sowie bei Vermittlung der Arbeitstechniken im Vorfeld sinnvoll. Im Sinne des kompetenzorientierten Lernens wäre eine Präsentation der SAiFB anzudenken. Die erforderlichen Kompetenzen können in anderen Unterrichtsfächern trainiert werden. (Querverweis: Beziehungsgestaltung und Kommunikation BGK I)

Tab. 1: Intervisionsprotokoll (Greil-Neuhofer, 2017)

In der Jahresplanung wird das Modul SAiFB strategisch durchdacht und so angelegt, dass ein erheblicher Anteil an Unterrichtsstunden bereits vor der Abgabe des Exposés stattfindet. Aufgrund einer Evaluation erfolgt die Schreibwerkstatt nun an zwei einzelnen Tagen mit einem dazwischenliegenden mehrwöchigen Abstand. Die Präsentation der „Schriftlichen Arbeit im Fachbereich“ wurde zwar angedacht, jedoch aus Mangel an Zeit- und Personalressourcen nicht umgesetzt.

Nach vier Jahren der Erprobung mussten im Februar 2019 geringfügige Veränderungen und Ergänzungen der Lernziele für das Fundamentum (Basiswissen) vorgenommen werden. Diese wurden entsprechend dem chronologischen Aufbau des Unterrichts wie folgt gereiht:

Auszubildende

- können die Ziele einer Literaturrecherche darstellen.
- beschreiben die verschiedenen Publikationsformen bzw. -arten.
- sind über die Fundorte (Bibliotheken, Fachdatenbanken inkl. Online-Fachzeitschriften) informiert und nutzen diese zur Erstellung der SAiFB.
- beurteilen eine Website hinsichtlich der Vertrauenswürdigkeit.
- erläutern die Lesephasentechnik in vier Schritten oder die PQ4R-Methode und wenden diese an.
- erläutern die Inhalte des SAiFB-Leitfadens und wenden die verschiedenen Zitierweisen und Bibliografieregeln diverser Publikationsformen an.
- kennen Grundlagen des Exzerpierens und können dies exemplarisch umsetzen.
- entwickeln und bearbeiten eigenständig eine berufsrelevante Thematik mit Fragestellung(en).
- stellen die Struktur der SAiFB dar.

- können exemplarisch berufsrelevante Sachverhalte und Probleme sowie Ursachen und Zusammenhänge erfassen, beschreiben und Lösungsstrategien aufzeigen (Exposé).
- beschreiben die Vorgehensweise im Schreibprozess und können diesen anwenden.
- nutzen das Schreibdenken im Schreibprozess.
- kennen verschiedene Schreibtypen (Planende, Drauflosschreibende, Versionsschreibende und Patchworkschreibende) und können den eigenen Schreibtyp identifizieren.
- setzen die vermittelten Grundkenntnisse am PC um und können die Word-Vorlage korrekt anwenden.

4. Themenfindung (Greil-Neuhofer)

Die Themenfindung ist stets ein fundamentaler Aspekt jeder wissenschaftlichen Arbeit, wobei das Thema eine sorgfältige Bearbeitung verlangt (vgl. Rossig & Prätsch, 2010, S. 45; Kruse, 2007, S. 117). Grillenberger und Brezina (2008, S. 27) betonen, dass das Finden eines Themas zu einer entscheidenden Herausforderung werden kann. Es besteht die reelle Gefahr insbesondere für jene, welche zum ersten Mal eine wissenschaftliche Arbeit schreiben, dass das Thema zu weit gefasst ist.

Folglich ist bei einem selbst gewählten Thema eine präzise Auswahl vorzunehmen und auf die Eingrenzung sowie Formulierung zu achten. Die Wahl ist so zu treffen, dass das Interesse zur Bearbeitung im Vordergrund steht und folglich eine kreative Behandlung eines Themas mit inhaltlichem Tiefgang erlaubt (vgl. Rossig & Prätsch, 2010, S. 45). Kruse (2007, S. 118) beschreibt, dass eigenständig gewählte Themen stets dazu neigen, zu weit gefasst zu sein. „Wichtig für die Themenwahl ist also auch Sensibilität für das Machbare, Verfügbare, Lösbare“ (Kruse, 2007, S. 118).

Auch Eco formuliert in seinem Reglement für die Themenauswahl, dass das Thema dem Interesse des Studenten/der Studentin entsprechen soll. Die Literaturquellen, die in Betracht kommen, sollen auffindbar sein und der korrekte Umgang mit der Literatur ist sicherzustellen. D. h., die gewählten Quellen müssen dem Horizont des Kandidaten/der Kandidatin entsprechen (vgl. Eco, 2010, S. 14 f.). „[...] wer eine Abschlußarbeit schreiben will, eine schreiben soll, die er schreiben kann“ (Eco, 2010, S. 15).

Grillenberger und Brezina (2008, S. 27) geben u. a. folgende Fragestellungen an, welche zu stellen sind, um ein berufsrelevantes, deutlich abgegrenztes Thema zu finden:

- Was genau weckt mein Interesse und zu welchem thematischen Bereich möchte ich umfangreiche Informationen?
- Was ergibt die Analyse hinsichtlich der Arbeitsplatzsituation?
- Wie erfolgen Arbeitsabläufe im Betrieb? Sind mir Fehlerquellen aufgefallen? Wo bzw. worin besteht ein Verbesserungsbedarf?
- Warum hat mich ein Fachbeitrag bei der Literatursuche in den Bann gezogen? Kann dem nachgesetzt werden?

Häufig ist von Auszubildenden zu hören, dass sie nicht wissen, welches Thema sie wählen sollen. Um Auszubildende an die Entwicklung von Themen und Fragestellungen heranzuführen, wird im Unterricht folgende Übung gemacht: Ein Brainstorming wird von der Lehrperson zu vorgegebenen, eingegrenzten und berufsspezifischen Themen durchgeführt. Ideen, Schlagwörter, Assoziationen, mögliche Erfahrungen sowie Fragen werden mittels Kärtchen gesammelt und an einer Pinnwand präsentiert. Ein Cluster entsteht und macht die Ergebnisse für alle sichtbar. Zuordnungen werden im Dialog mit dem Plenum vorgenommen, indem einerseits inhaltliche Gruppierungen zu beachten sind und andererseits der Fokus in Richtung Fragestellung(en) zu richten ist. Das Resultat sollte ein zu bearbeitendes Thema mit möglichst konkreten Inhalten und Fragestellung(en) sein. Ein Analysegespräch könnte ebenfalls hilfreich sein, um sich das Problem der Themenwahl bewusst zu machen. Im Vordergrund steht hierbei nicht eine angebotene Lösung. Vor allem gilt es, genügend Zeit einzuräumen, insbesondere wenn das Verfahren in der Anwendung neu ist.

Im Analysegespräch schildert die Hauptperson möglichst offen die gegenwärtige Situation. Peers versuchen mit entsprechenden Fragen, ein konkretes und umfassendes Bild von der Schilderung zu erhalten. Hierbei können Fragen zur Konkretisierung nützlich sein, wie beispielsweise: „Wie meinst du das genau?“ oder „Kannst du dafür ein präzises Beispiel nennen?“. Aber auch Fragen zum Erfahrungshintergrund können gestellt werden: „Hattest du schon einmal ein ähnliches Problem?“ oder „Warum versprichst du dir von dieser Maßnahme etwas?“. Eigene, ähnlich erlebte Situationen mit entsprechenden Bewältigungsstrategien sollten von den Peers nicht eingebracht werden. Fragen, welche die Perspektive erweitern, wie: „Wer könnte dir helfen?“ oder „Welche Bedingungen in deiner Umgebung sind echte Ressourcen und entschärfen das Problem?“, sind zu stellen. Der/Die

Lehrende achtet darauf, dass die Gesprächsregeln im Sinne der Konzepttreue eingehalten werden. Zugelassen werden demnach nur echte Fragen und keine Suggestivfragen. Die Hauptperson sollte zum weiteren eigenen Nachdenken angeregt werden und kritische Äußerungen sind zu vermeiden. Dies fällt oft am schwersten. Lösungsvorschläge und Besserwisserei haben im Analysegespräch keinen Platz. Wie bereits erwähnt, ist es nicht das Ziel, dass von außen angebotene Lösungen erfolgen, sondern ein Bewusstsein der Hauptperson über Möglichkeiten zu schaffen (vgl. Thonhauser, 2004, o. S.).

Der italienische Philosoph, Schriftsteller und Semiotiker Umberto Eco hat 1977 mit seinem Werk „Come si fa una Tesi die Laurea" Ratschläge und praktische Übungen für Studenten/Studentinnen gegeben, welche eine wissenschaftliche Abschlussarbeit zu schreiben haben.

Eco, U. (2010). *Wie man eine wissenschaftliche Abschlussarbeit schreibt.* (Ins Deutsche übersetzt von Schlick, W.). (13. Aufl.). Wien: Facultas.

4.1 Methode Clustering

1970 wurde das Clustering auf Basis der modernen Gehirnforschung entwickelt, mit dem Ziel, kreatives und konzeptuelles Denken zu fördern. Besonders angezeigt ist diese Methode für wissenschaftliche Arbeiten. Denn hierbei ist es geboten, über komplexe Sachverhalte einen Überblick zu behalten und zugleich eine Vertiefung beim Schreiben anzustreben (vgl. Wolfsberger, 2010, S. 96).

Die Autorin Gabriele L. Rico setzt die Methode Clustering in den USA seit vielen Jahrzehnten bei Schreibkursen ein. Beim Clustering werden ausgehend von einem Kernbegriff freie Assoziationen gesammelt. Jeder neue Begriff wird mit schon bestehenden Begriffen mittels linearer Verbindung zusammenhängend dargestellt. Es entwickelt sich in der Folge ein netzartiges Gebilde. Begriffe können jederzeit und überall angegliedert werden, wobei neue, sinnhafte, miteinander verknüpfte Gedanken, sogenannte Assoziationsketten, entstehen. Erst wenn dieser Gedankenstrom verebbt, beginnt der tatsächliche Schreibprozess (vgl. Balzert; Schröder; Schäfer, 2013, S. 301).

Der/Die Auszubildende kann das selbst entworfene Clustering im eigenen Text der „Schriftlichen Arbeit im Fachbereich" nutzen, abändern oder nach Belieben ausdehnen. In der Abbildung 1 wird eine Erstversion zum Thema „Fit für den Arbeitsalltag – Gesundheitsfördernde Maßnahmen" mittels Clustering dargestellt.

> *Clustering bedeutet nicht, aufs Geratewohl Wörter und Sätze auf ein Blatt Papier zu verteilen. Es ist wesentlich komplexer: Beim bildlichen Denken zieht jede Assoziation mit ihrer eigenen Logik unaufhaltsam neue Assoziationen nach sich, auch wenn das begriffliche Denken häufig unfähig ist, die Verbindung zwischen ihnen zu erkennen. Das Herstellen von Verknüpfungen hängt vor allem mit der Vielschichtigkeit der Bilder und mit Gefühlsqualitäten zusammen, die mit ihnen verbunden sind […], bis wir plötzlich – oder nach und nach – ein Muster oder eine Bedeutung in ihnen erkennen* (Rico, 1998, S. 30, zit. aus Balzert; Schröder; Schäfer, 2013, S. 303).

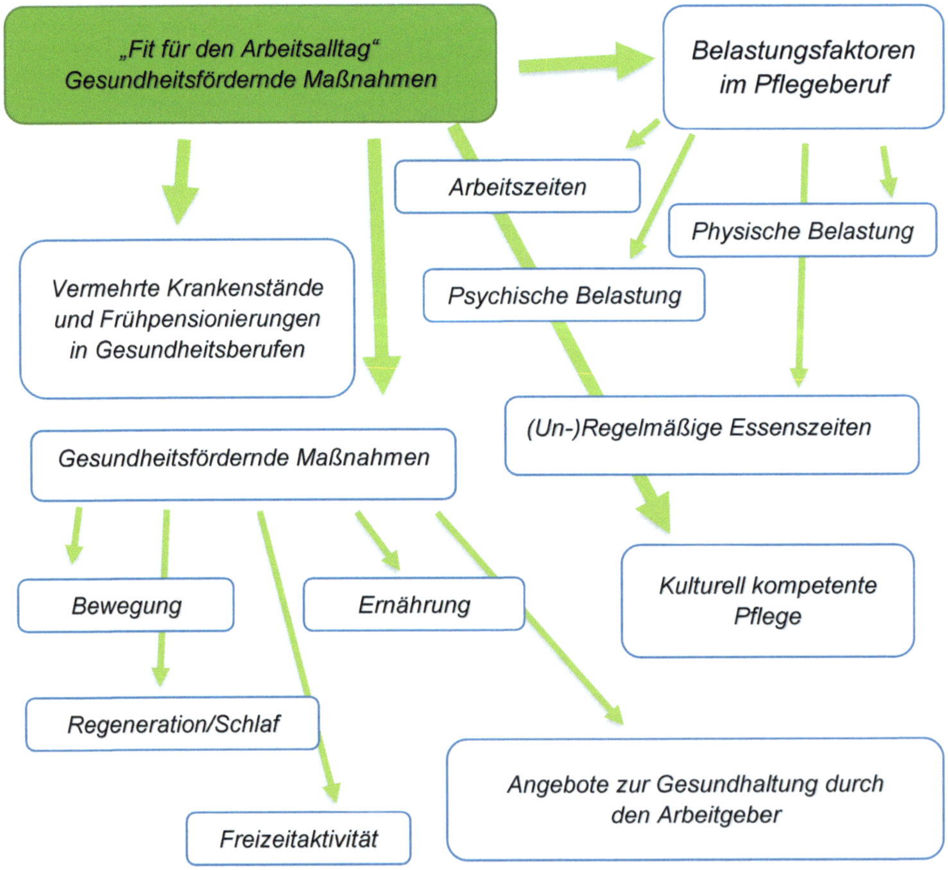

Abb. 1: Clustering von einer Auszubildenden der Pflegefachassistenz

4.2 Methode Mind-Mapping

Der kalifornische Nobelpreisträger Roger Sperry konnte mit seinen Forschungsergebnissen belegen, dass die Großhirnrinde zu der am höchsten entwickelten Gehirnregion zählt. Die rechte Gehirnhälfte zeigte in intellektuellen Bereichen, wie beispielsweise Rhythmus, räumliches Bewusstsein, Gesamtbild, Fantasie, Tagträume, Farben und Mehrdimensionalität, eine gewisse Dominanz. Im Gegensatz dazu gebärdete sich die linke Gehirnhälfte auf einem unterschiedlichen, aber ebenso essenziellen Bereich geistiger Fähigkeiten (Ablauf, Linien, Wörter, Zahlen, Linien, Logik sowie Analyse) als vorherrschend bzw. führend. Weitere Gehirnforschungsergebnisse zeigten auf, dass, auch wenn jede Gehirnhälfte eine Dominanz bei gewissen Aktivitäten aufweist, doch beide in bestimmter Weise über Fähigkeiten in allen Bereichen disponieren (vgl. Buzan & Buzan, 2017, S. 33). „[…] die von Roger Sperry identifizierten Fähigkeiten sind in Wirklichkeit über die gesamte Gehirnrinde verteilt" (Buzan & Buzan, 2017, S. 33 f.).

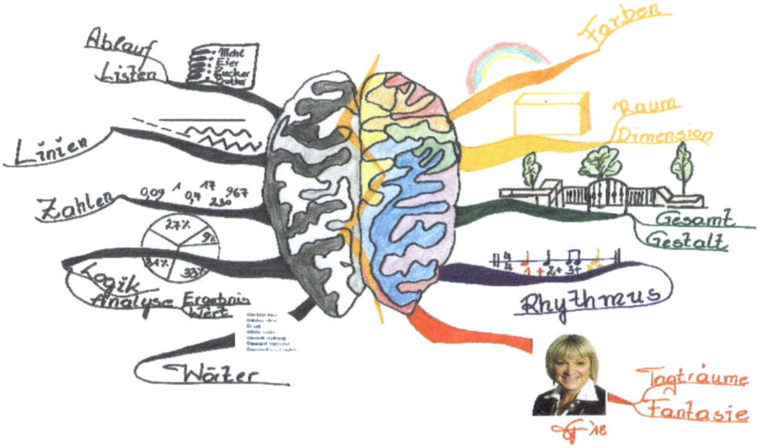

Abb. 2: Funktionen der Gehirnhälften (gez. in Anlehnung an Buzan & Buzan, 2017, S. 34)

Tony Buzan hat darauf aufbauend die Mind-Map in den Sechzigerjahren entwickelt, welche mittlerweile als „ultimatives Denkwerkzeug" gilt (vgl. Buzan & Buzan, 2017, S. 15). 1971 publizierte er mit dem Buch „An Encylopedia oft the Brain and Its Use" Ergebnisse seiner Forschungsarbeit und erkannte dabei das Konzept des radialen Denkens, des sogenannten Mind-Mappings. Die erste Mind-Map-Software (iMindMap 4.0) erschien im Frühjahr 2009. An dem Zustandekommen wirkten das Computer-Mind-Mapping-Genie Chris Griffiths und sein Team maßgeblich mit (vgl. Buzan & Buzan, 2017, S. 17 f.).

Empfangen, Behalten, Analysieren, Ausdrücken sowie Kontrolle stellen die Hauptkategorien des Denkprozesses im Gehirn dar und können einander verstärken. Empfangene Informationen können beispielsweise über die Sinne aufgenommen und bei bestehendem Interesse sowie ausreichender Motivation leichter behalten und analysiert werden. Der Umkehrschluss lässt demnach zu, dass ein effizientes Behalten und Analysieren die Fähigkeit zum Empfang erhöht. Diese drei Kategorien des Denkprozesses konvergieren[1] zum Ausdrücken mittels Sprache, Gestik oder Mind-Mapping (vgl. Buzan & Buzan, 2017, S. 37 f.). „[...] die Kontrolle, bezieht sich auf die allgemeine Überwachung all unserer geistigen und körperlichen Funktionen durch das Gehirn – einschließlich des allgemeinen Gesundheitszustands, der Körperhaltung sowie der Kontakte mit der Umwelt" (Buzan & Buzan, 2017, S. 38).

Beim Zeichnen einer Mind-Map ist das gesamte Gehirn gefordert. Dies entspricht dem radialen Denken (vgl. Buzan & Buzan, 2017, S. 39). Hingegen wird bei Standardaufzeichnungen bzw. Notizen mittels linearer Darstellungen (z. B. Niedergeschriebenes in geraden Linien oder in hierarchischer Abfolge) und Symbolen (Wörter, Zahlen, Buchstaben) nur ein Bruchteil der menschlichen Großhirnrinde benutzt (vgl. Buzan & Buzan, 2017, S. 16 f.).

Assoziative Denkprozesse, welche von einem Zentrum bzw. Brennpunkt ausgehen oder mit diesem verbunden sind, entsprechen dem sogenannten radialen Denken (vgl. Buzan & Buzan, 2017, S. 55). Die Mind-Map ist ein visuelles und grafisch holistisches Instrument, welches das radiale Denken zum Ausdruck bringt (vgl. Buzan & Buzan, 2017, S. 61).

Die Autoren Buzan und Buzan (2017, S. 107–110) stellen wesentliche Aspekte dar, ähnlich einer Gebrauchsanleitung, welche bei der Erstellung einer Mind-Map zu beachten sind:

- Zunächst gilt es, das richtige Schreibmaterial auszuwählen. Zahlreiche Buntstifte und ein Blatt Papier im Querformat sollten bereitliegen.

---

[1] *„[...] sich einander nähern; übereinstimmen"* (Duden, 2018, o. S.).

- Vom Zentrum ausgehend werden dicke und geschwungene Hauptäste gezeichnet, welche mit den grundlegenden Ordnungsideen in Großbuchstaben zu beschriften sind. Bei weiter außenliegenden Zweigen werden Druckbuchstaben verwendet. Die Linien der Mind-Map sind nur so lang zu ziehen, dass die gewählten Schlüsselwörter und -bilder draufpassen.
- Mittels Pfeilen, Schlingen, Ovalen, Codes, Bildern und Farben werden Verbindungen geschaffen, die zu einem Paradigmenwechsel beitragen können. Folglich lohnt es sich, okkasionell aus der Vogelperspektive auf die erstellte Mind-Map zu blicken.
- Der Spaß sollte beim Zeichnen im Vordergrund stehen. Durch eine musikalische Begleitung im Hintergrund können Assoziationen frei strömen und ein verbissenes Grübeln erscheint als obsolet. Mind-Map-Künste lassen sich auch verbessern, indem andere gute Kunstwerke in Anteilen imitiert werden.
- Besonders zu Beginn des Mind-Mapping-Prozesses gilt es, jede bizarre, eigenartige oder grotesk wirkende Idee festzuhalten. Akkurat entspringen aus derartigen Ideen oft wesentliche Durchbrüche und Paradigmenwechsel.
- Die Arbeitsumgebung sollte wohltuend und bequem gestaltet sein. Für genügendes Tageslicht und Frischluftzufuhr ist zu sorgen. Eine angenehm gewählte Zimmertemperatur und ergonomische Arbeitshaltung an einem schön gestalteten Arbeitsplatz (Bilder, bequeme Möbel) fördern die Konzentration.

„Je schöner, interessanter und bunter Ihre Mind-Map ist, desto besser bleibt sie im Gedächtnis“ (Buzan & Buzan, 2017, S. 110).

Tony Buzan ist Engländer und international auf den Gebieten Gehirn, Gedächtnis und Kreativität sowie Speed Reading als Autor, Redner und Trainer anerkannt. Es werden Ratschläge und praktische Übungen für Studenten/Studentinnen gegeben, welche eine wissenschaftliche Abschlussarbeit zu schreiben haben. Er erhielt zahlreiche Auszeichnungen und Ehrungen. Sein Bruder Barry Buzan ist Professor für Internationale Studien an der Universität von Warwick.

Buzan, T. & Buzan, B. (2017). *Das Mind-Map-Buch. Die beste Methode zur Steigerung Ihres geistigen Potenzials.* (Ins Deutsche übersetzt von Bauer, M.). (2. Aufl.). München: Münchner Verlagsgruppe.

Der Kreativität sind mit diesen innovativen Methoden keine Grenzen gesetzt. Wie in Abbildung 3 ersichtlich, hat eine Auszubildende der Pflegefachassistenz ein wahres „Kunstwerk“ als Mind-Mapping in einer Baumstruktur geschaffen.

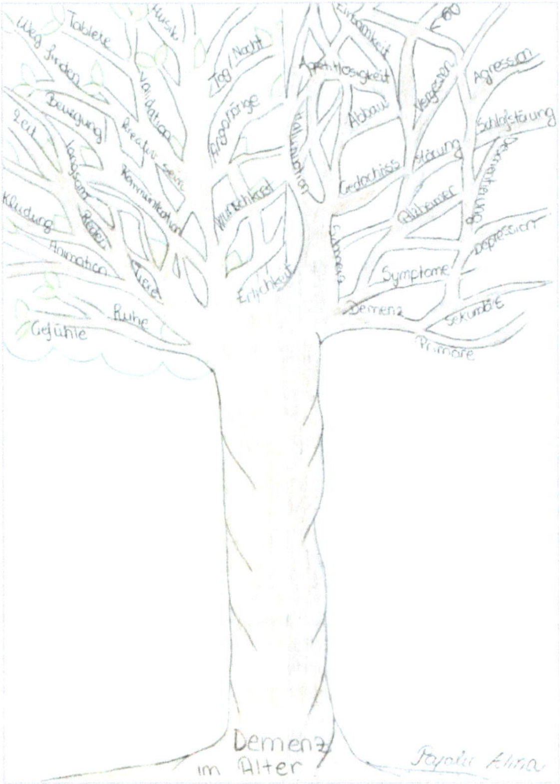

Abb. 3: Mind-Map einer Auszubildenden zum Thema Demenz im Alter

5. Literaturrecherche und deren Ziele (Meyer)

Ein grundlegender Bestandteil der „Schriftlichen Arbeit im Fachbereich“ ist es zu lernen, sich mit fachwissenschaftlicher Literatur sinnvoll auseinanderzusetzen. Dieses Kapitel soll einen Einblick gewähren, wie sich der Weg von der Themenfindung bis hin zur Literatursuche, zur Recherche sowie zur Beschaffung und Auswertung bzw. Beurteilung von Literatur gestaltet.

Zu Beginn eines jeden Schreibprozesses steht die Auswahl des Themengebietes. Am Anfang einer wissenschaftlichen Arbeit sowie auch der „Schriftlichen Arbeit im Fachbereich“ steht die Idee, das Interesse (vgl. Esselborn-Krumbiegel, 2017, S. 36).

Wie bereits erwähnt, können zur Ideensammlung und Strukturierung diverse Methoden, wie beispielsweise das Clustering oder Mind-Mapping, angewendet werden. Das Thema der „Schriftlichen Arbeit im Fachbereich" sollte die Auszubildenden einerseits fordern wie auch ihre Neugierde wecken, aber andererseits nicht überfordern. Die Wahl eines Themas aus einem bekannten Arbeitsbereich oder Umfeld, in dem bereits Kenntnisse erworben wurden, gestaltet sich erfahrungsgemäß zugänglicher und klarer, als ein fremdes, noch unbekanntes Themenfeld zu erschließen. Am Anfang einer Recherche ist es sinnvoll, sich mit dem Begriff Literatur, dem Ziel einer Literaturrecherche, den Rahmenbedingungen der zu schreibenden Arbeit und der eigenen Intention auseinanderzusetzen. Begriffe, welche für die Literaturrecherche im Rahmen der Abschlussarbeit von Relevanz sind, werden definiert und geklärt.

Die Auszubildenden sollten ein Basisverständnis darüber haben, was Forschung bedeutet und was unter Wissenschaft bzw. wissenschaftlichem Arbeiten zu verstehen ist.

Forschung stellt eine planmäßige und zielgerichtete Suche nach neuen Erkenntnissen in einem Wissensgebiet dar. Wissenschaft umfasst alle Aktivitäten, die auf wissenschaftliche Erkenntnisse abzielen, wie das Forschen und das Entwickeln von Theorien und die Gesamtheit der Erkenntnisse, welche auf diesem Weg gewonnen werden (vgl. Mayer, 2014, S. 17 f.).

Wissenschaftliches Arbeiten meint, dass eine Problem- oder Fragestellung auf theoretischen Ansätzen der Wissenschaft, wie z. B. auf Pflegetheorien, Managementtheorien oder pädagogischen Theorien, beruht. Charakteristisch ist die methodische und systematische Vorgehensweise beim Sammeln, Beschreiben und Ordnen des Materials. Systematisch bedeutet, dass die Arbeit auf empirischen Befunden aufbaut (vgl. Panfil, 2013, S. 32; Mayer, 2014, S. 17 f.).

Empirische Forschung bedeutet eine auf Erfahrung beruhende Forschung. Der Begriff „Erfahrung" bedeutet in diesem Zusammenhang eine nach wissenschaftlichen Regeln erfolgte Datenerhebung jeglicher Art. Diese kann durch qualitative oder quantitative Forschungsmethoden erfolgen, wie z. B. durch Beobachtung, Befragung, Textanalyse (vgl. Mayer, 2014, S. 202).

Ziel einer Literaturrecherche ist die Entwicklung einer tragfähigen Wissensbasis. Die Literaturrecherche ist in allen Phasen eines Forschungsprozesses von Bedeutung und dient der Durchführung von Forschung für eine evidenzbasierte Praxis. Diese impliziert die bewusste und umsichtige Anwendung der gegenwärtig „besten“ Erkenntnisse in der Gesundheits- und Krankenpflege. Die Motive, eine Literaturrecherche zu beginnen, können vielfältig sein. Der Ausgangspunkt ist immer eine Erweiterung des persönlichen und/oder beruflichen Wissens. Zu Beginn sollte geklärt werden, zu welchem Zweck die Informationen benötigt werden. Grundlage ist die Beantwortung der Fragen: Was ist das Vorhaben? Steht eine Wissenserweiterung im Vordergrund oder ist ein bestimmtes Problem zu lösen? Gilt es, zu einem Thema gezielter zu argumentieren beziehungsweise neue Entwicklungen oder Interventionsmöglichkeiten zu erfahren? (vgl. Kleibel & Mayer, 2011, S. 20).

> *Die zu verfassende Schriftliche Arbeit im Fachbereich lehnt sich an wissenschaftlich formale Arbeitskriterien an bzw. bereitet auf diese vor und erhebt nicht den Anspruch, empirisch zu sein. Sie ist vielmehr eine vertiefte Auseinandersetzung mit einem selbst gewählten, berufsspezifischen Thema. Das Erfüllen der vorgegebenen formalen und inhaltlichen Kriterien soll eine erste Annäherung an wissenschaftliches Arbeiten sein* (Greil-Neuhofer, 2017, S. 2).

Der Begriff Literatur findet häufig eine sehr umfassende Verwendung. Im Duden (2018, o. S.) wird unter der Bezeichnung Literatur das „gesamte Schrifttum“, veröffentlichte gedruckte Schriften oder das „fachliche Schrifttum“ über ein bestimmtes Thema oder Gebiet verstanden.

5.1 Publikationsarten

Bezogen auf die Fachliteratur wird „das Fachschrifttum“ eines bestimmten Bereiches herangezogen. Einzelne Publikationstypen können nach Formen und/oder Arten unterteilt werden. Die Publikationsform ist charakterisiert durch den Informationsträger, auf welchem die jeweilige Information dargestellt wird (Bücher, Zeitschriften, Internet, CD-ROM). Die Publikationsart hingegen meint die Art der Darstellung der Inhalte, wie z. B. Lehrbücher, Nachschlagewerke, Monografien, wissenschaftliche Fachartikel, Editorials und Kommentare. Anschließend werden die wichtigsten Publikationsformen und Publikationsarten, welche im Rahmen einer Literaturrecherche auch für die Pflegefachassistenz von Bedeutung sind, kurz vorgestellt.

Bücher bilden in diesem Zusammenhang den größten Anteil der Fachliteratur ab. Vom Verfassen eines Buches über den Druck bis zum Verkauf im Buchhandel vergehen Monate oder Jahre. Bücher geben einen Überblick über ein Fachgebiet, sie gelten als hervorragende Lernmedien. Sie sind Quellen jenes Wissens, das keinen schnellen Veränderungen unterworfen ist. Als **Sammelwerk** oder auch **Herausgeberschrift** wird ein Fachbuch bezeichnet, in dem mehrere Autoren/Autorinnen Beiträge zu einem speziellen Fachgebiet darstellen. Der Herausgeber muss nicht immer ein Verlag sein, auch Handbücher, Kongressschriften oder Festschriften können Herausgeberwerke sein. **Nachschlagewerke** oder auch **Enzyklopädien, Lexika** genannt, fassen das Wissen eines bestimmten Fachgebietes in Begriffen und deren Definitionen oder in Kurzbeschreibungen zusammen. Sie sind wichtige Hilfsmittel für die Suche nach Definitionen eines Begriffs. **Lehrbücher** beinhalten das Wissen über ein bestimmtes Gebiet, nach didaktischen Gesichtspunkten aufbereitet. Ein Lehrbuch ist dann die richtige Wahl, wenn sich jemand einen Überblick über ein Wissensgebiet verschaffen will oder z. B. Näheres über eine bestimmte Forschungsmethode oder ein Design in Erfahrung bringen möchte (vgl. Kleibel & Mayer, 2011, S. 13 f.).

Eine **Monografie** oder auch Einzelschrift behandelt ein begrenztes einzelnes Thema umfassend. Es kann sich dabei um die Publikation einer gesamten Forschungsarbeit, um eine Biografie oder eine theoretische Auseinandersetzung mit dem Thema handeln. **Fachzeitschriften** sind Medien, in denen sehr schnell aktuelles Wissen publiziert werden kann. Sie erscheinen in regelmäßigen Abständen und unterscheiden sich voneinander in der Ausrichtung, in ihrem inhaltlichen Schwerpunkt oder hinsichtlich ihres Niveaus. Insbesondere bedürfen Zeitschriftenartikel bei der Recherche einer kritischen Prüfung, da sich Anspruch und Niveau sehr unterscheiden. In Fachzeitschriften werden unterschiedliche Publikationsarten von narrativen Beiträgen bis hin zu theoretischen wissenschaftlichen Artikeln, datenbezogenen (Forschungs-)Artikeln, Editorials, Kommentaren oder Leserbriefen abgebildet (vgl. Kleibel & Mayer, 2011, S. 15 f.).

Ein **Abstract** liefert eine kurze prägnante Zusammenfassung einer Studie am Anfang eines Artikels (vgl. American Psychological Association, 1994, zit. aus LoBiondo-Wood; Haber; Krainovich-Müller, 2005, S. 70). In Fachzeitschriften stellt der Abstract meist nur einen Absatz dar, darin werden Forschungsziel, Forschungsfragen und/oder Hypothesen angeführt sowie auch die Methodik und die Ergebnisse hervorgehoben. Abschließend werden Konsequenzen für die Praxis und zukünftige Forschung angestellt (vgl. LoBiondo-Wood; Haber; Krainovich-Müller, 2005, S. 71).

Im Rahmen der „Schriftlichen Arbeit im Fachbereich" der Pflegefachassistenz an der Gesundheits- und Krankenpflegeschule der SALK (Salzburger Landeskliniken) wird kein Abstract erstellt.

Unter **Editorial** wird ein Vorwort des Herausgebers einer Zeitschrift verstanden, in wissenschaftlichen Zeitschriften ist ein Editorial häufig auch ein Leitartikel zu einem aktuellen Thema, das in einer Zeitschrift dargelegt wird. **Graue Literatur** meint nicht publizierte, nicht im Handel verfügbare Literatur. Dies können wissenschaftliche Arbeiten, wie Diplomarbeiten, oder Dissertationen, Forschungsberichte oder andere schriftliche Abschlussarbeiten sein. Sie stellen ebenfalls eine wesentliche und nützliche Informationsquelle dar. Das **Internet**, auch **World Wide Web** genannt, bezieht sich auf ein weltweites Netz, welches die Kommunikation via E-Mail oder in Chatrooms ermöglicht sowie eine Fülle von Daten- und Informationen zur Verfügung stellt. Aufgrund der Vielzahl an dargebotenen Informationen ist es nicht immer einfach, den Überblick zu behalten. Für eine Literaturrecherche ist das Internet von Bedeutung, es ermöglicht den Zugriff auf alle Publikationsarten, wie Fachartikel, Forschungsarbeiten, Dissertationen, Nachschlagewerke, Leserbriefe und Kommentare. Da im Internet jedoch ohne Prüfung durch eine Qualitätssicherungsinstanz von jedem publiziert werden kann, müssen die gefundenen Informationen immer einer besonders kritischen Prüfung unterzogen werden (vgl. Kleibel & Mayer, 2011, S. 17; 19).

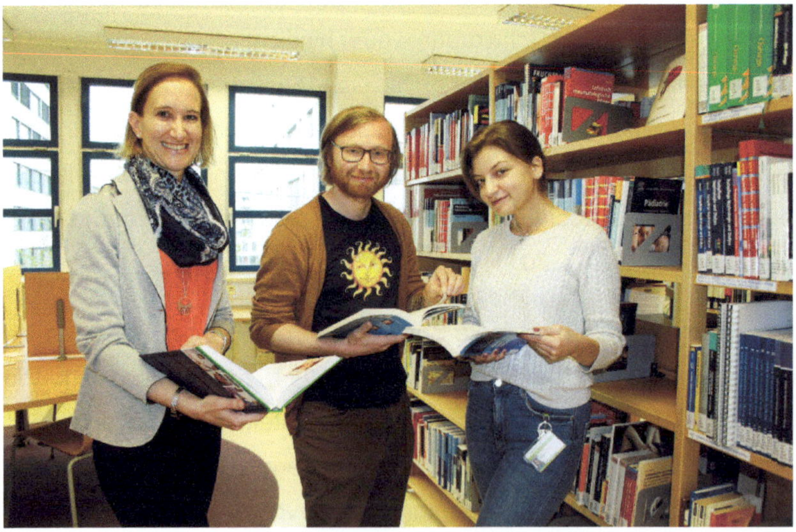

Abb. 4: Andrea Meyer, BScN, mit Auszubildenden der Pflegefachassistenz (2019)

5.2 Qualitäts- und Beurteilungskriterien

Ziel jeder wissenschaftlichen Arbeit ist es, einen (Forschungs-)Gegenstand zu untersuchen und ein Ergebnis zu erarbeiten. Die Arbeit sollte für andere von Nutzen sein. Ebenso gilt es, über den Gegenstand neue Aussagen treffen zu können. Bei der Qualitätsbeurteilung eines Schriftstückes handelt es sich um einen komplexen Prozess, der auf drei Ebenen erfolgt. Die **erste Ebene** beschreibt die Beurteilung des engeren Kontextes eines Schriftstückes. Dazu zählen unter anderem nähere Angaben zum Autor/zur Autorin sowie zur Aktualität und zu den Quellen. Die **zweite Ebene** umfasst die Beurteilung des weiteren Kontextes. Diese meint die Angabe eines Verlages, die Herausgeberschaft bzw. den Websiteanbieter, die Qualitätssicherung, aber auch die Zielgruppe der Publikation. Auf der **dritten Ebene** wird die Beurteilung des Inhaltes dargestellt. Die Einhaltung formaler Kriterien, wie z. B. die korrekte Zitation, ein schlüssiger logischer Aufbau sowie die Nachvollziehbarkeit sind für jede wissenschaftliche Bearbeitung unumgänglich (vgl. Kleibel & Mayer, 2011, S. 85).

Zu den allgemeinen Beurteilungskriterien zählen jene Kriterien, welche einen besonderen Einfluss auf den Inhalt von Informationen ausüben können. Auf andere Kriterien, welche für die Qualität einer Website von Bedeutung sind, wie der Datenschutz und die Zugänglichkeit, wird hier nicht näher eingegangen. Die Startseite einer Website weist meist erste grundlegende Informationen über den Kontext eines Inhaltes auf. Mehrere der oben gestellten Fragen können auf Basis dieser Seite oder des Impressums, des Titels „Über uns", „About", „Disclaimer", „Team" beantwortet werden. Die oben angeführten Beurteilungskriterien entsprechen grundsätzlich den Qualitätskriterien für Websites zum Gesundheitswesen der Kommission der Europäischen Gemeinschaften (vgl. Kleibel & Mayer, 2011, S. 96).

Kleibel und Mayer (2011, S. 95–101) erachten im Rahmen einer Literaturrecherche folgende Kriterien zur Beurteilung von Websites für effektiv:

- **Websiteanbieter** – Finden sich Angaben zur Person oder Personengruppe, die hinter der Website steht? Ist dies eine Firma, eine Institution (Verein, Gesellschaft, Universität) oder eine Privatperson? Sind eine geografische Adresse, eine E-Mail-Adresse und Telefonnummer des Websiteanbieters vorhanden? Ein seriöser Anbieter bleibt nicht anonym, er bietet die Möglichkeit, Fragen, Beschwerden und Anregungen mitzuteilen.
- **Transparenz über finanzielle Quellen der Website** – Wird offengelegt, wer als Unterstützer, Sponsor oder Werbekunde für die Erstellung sowie Erhaltung der Website

herangezogen wurde? Durch diese Offenlegung von Unterstützern lassen sich Rückschlüsse auf Beziehungen und Abhängigkeiten feststellen, welche den Inhalt von Informationen beeinflussen können.

- **Ziel und Zweck der Website** – Welchen Zweck verfolgt der Websiteanbieter? Möchte er dem Nutzer/der Nutzerin reine Information anbieten oder den Verkauf von Dienstleistungen oder Produkten schmackhaft machen? Eine Firma, die etwas verkaufen möchte, informiert anders, als eine NON-Profit-Organisation. Oder geht der Zweck der Seite gar nicht hervor?
- **Die Zielgruppe** – Es sollte klar angegeben sein, für welche Zielgruppe die Information zur Verfügung steht. Inhalt und Sprache von Informationen sind an bestimmte Personengruppen angepasst, was für andere Gruppen missverständlich oder vereinfachend wirken könnte.
- **Autoren/Autorinnen** – Für die Autoren/Autorinnen von Websites gelten dieselben Kriterien wie für Buch- und Zeitschriftenautoren/Zeitschriftenautorinnen.
- **Aktualität** – Wie aktuell ist die Information? Ist ein Datum bzw. Jahr angegeben? Ist die Information für das Thema aktuell genug?
- **Quellenangaben** – Sind alle Quellen (Literaturangaben), welche für die angegebenen Informationen verwendet wurden, klar ausgewiesen? Es ist Skepsis angebracht, wenn bei gesundheitsbezogenen Informationen keine Quellen angegeben sind oder keine allgemein anerkannte Institution dahintersteht (vgl. Kleibel & Mayer, 2011, S. 95–101).

5.3 Formulierung von Fragestellungen

Nach der Festlegung auf ein bestimmtes Themengebiet oder Thema geht es darum, eine **konkrete Fragestellung** zu formulieren. Die Formulierung von Fragestellung(en) und Unterfrage(n) entscheidet maßgeblich über den Stoffumfang. Das Thema der Arbeit sollte als Arbeitstitel formuliert werden. Die Beantwortung der angeführten Fragestellung(en) liefert einen unentbehrlichen Erkenntniszuwachs, sie ist das Ziel und somit das Ergebnis der Arbeit. Aufbau und Inhalt der Arbeit orientieren sich an der Frage/den Fragen (vgl. Karmasin & Ribing, 2002, S. 16).

Grundlegend lassen sich fünf Fragetypen wissenschaftlicher Forschungsfragen unterscheiden:

Fragetyp	Leitfrage
Beschreibung	Was ist der Fall? Wie sieht die „Realität“ aus?
Erklärung	Warum ist etwas der Fall?
Prognose	Wie wird etwas künftig aussehen? Welche Veränderungen werden eintreten?
Gestaltung	Welche Maßnahmen sind geeignet, um ein bestimmtes Ziel zu erreichen?
Kritik/Bewertung	Wie ist ein bestimmter Zustand vor dem Hintergrund explizit genannter Kriterien zu bewerten?

Tab. 2: Grundtypen verschiedener Fragestellungen (Karmasin & Ribing, 2002, S. 17)

Die Fragestellung sollte als W-Frage formuliert werden (Was? Wie? Warum?). Die Beantwortung der Frage „Warum“ erfolgt durch die Verbindung von Ursache und Wirkung (vgl. Karmasin & Ribing, 2002, S. 17).

Die Menge der möglichen und nötigen Quellen richtet sich nach dem Thema bzw. der Fragestellung und nach der verfügbaren Literatur. Die Neuheit des Themas bzw. die Aktualität sollte im Fokus stehen. Die Quantität der Literatur im Literaturverzeichnis ist kein Indikator für Qualität, wenn eventuell zu wenig hochwertige Literatur erschlossen wurde (vgl. Kornmeier, 2018, S. 101 f.). Im nächsten Abschnitt werden Vorgehensweisen, welche die einzelnen Schritte einer Literaturrecherche darstellen, beschrieben.

5.4 Ablauf einer Literaturrecherche

Mehrere Strategien kommen bei der Literaturrecherche zum Einsatz. Sie unterscheiden sich hinsichtlich des Ausgangspunktes sowie in der Qualität der Suche. Eine oder mehrere zentrale Quellen werden zu Beginn der Recherche aufgespürt und über deren Literaturverzeichnis kann weitere Literatur erschlossen werden. Zum Einstieg kann auch das Literaturverzeichnis unterschiedlicher Publikationsarten (Lehrbücher, Monografien, Übersichtsarbeiten, Enzyklopädien bzw. Handwörterbücher) dienlich sein. Diese Art der Suche wird auch als rückwärts gerichtete Suche oder als Schneeball- oder Lawinensystem bezeichnet und stellt einen trivialen Ansatz dar. Erfolgversprechender hingegen, dennoch auch zeitintensiver, gestaltet sich die „systematische Suche“ in Zeitschriften und Literaturdatenbanken (vgl. Kornmeier, 2018, S. 89).

Gewöhnlich beginnt der/die Recherchierende die häufig mühsame, aber durchaus vielversprechende Literaturrecherche in jenen Fachzeitschriften, welche für das Thema relevant sind. Oftmals liefert der Titel eines Beitrages, die Zusammenfassung (Abstract) oder

der Schlussteil eines Fachbeitrages wesentliche Hinweise, ob der fragliche Artikel für die eigenen Zwecke brauchbar ist. In diesem Zusammenhang erweist sich das Querlesen als wirksames Suchinstrument. Die Verfügbarkeit von zahlreichen Literaturdatenbanken online oder auf CD-ROM erspart die Handsuche in Printausgaben. Diese Datenbanken weisen einen nahezu idealen Zugang zu den für die wissenschaftliche Arbeit relevanten und aktuellen Zeitschriften auf. Die Recherche erfolgt nicht nur nach Schlagwörtern, Titeln oder Verfassern/Verfasserinnen, sondern es kann auch nach Stichwörtern mit sogenannten Suchbegriffen recherchiert werden. Abgesehen von elektronischen Texten (Zeitschriftenartikeln, Büchern, Abschlussarbeiten, wissenschaftlichen Beiträgen) erschließen sich im World Wide Web auch Bibliothekskataloge, Datenbanken, Bibliografien für eine Recherche als effektiv. Ergänzend sollte einschlägige Literatur, vor allem an Bibliotheken von Universitäten und/oder Fachhochschulen verwendet werden. Der Fachbuchhandel, Landesbibliotheken und eine Fernleihe (z.B. „Subito" – Dokumentenlieferdienst) sollten ebenso in Betracht gezogen werden (vgl. Kornmeier, 2018, S. 91 ff.).

5.5 Bibliografieren und Zitieren

Wissenschaftliches Arbeiten verlangt Genauigkeit und Gründlichkeit. Schriftliche Arbeiten sollten, egal in welcher Form, immer an das anknüpfen, was andere zu einem Thema schon herausgefunden haben. Wissenschaftliches Schreiben bedeutet, den aktuellen Stand des Wissens aufzugreifen und sich selbst darin zu positionieren. Das Wort „zitieren" kommt vom lateinischen Verb „citare" und bedeutet so viel wie aufrufen, herbeirufen. Im Zusammenhang mit Zitaten in wissenschaftlichen Texten werden fremde Autoren/Autorinnen herbeigerufen. Sie dienen als Anregung, welche Meinung diese zu einem bestimmten Thema haben. Dennoch geben die eigenen Gedanken den roten Faden der Arbeit vor und nicht die Zitate. Diese dienen als Beleg einer Forschungsmeinung und müssen folglich gedeutet, interpretiert sowie in die eigene Argumentation mit eingebaut werden (vgl. Baumann & Nänny, 2013, S. 255 ff.).

Verwendete Zitierstandards sorgen für Ordnung in den Texten. Sie geben vor, dass ein einheitliches Zitierreglement einzuhalten ist. Die Verortung der Quellenangaben wird je nach Wissenschaft unterschiedlich gehandhabt. In den Sozialwissenschaften hat sich das sogenannte Oxford-System etabliert. Hier sind die Quellenverweise in Fußnoten zu finden. In den Naturwissenschaften hat sich das Harvard-System durchgesetzt. Es steht auch synonym für das Autor-Jahr-System oder das amerikanische System. Nach diesem System finden sich die Quellenverweise im Text (vgl. Baumann & Nänny, 2013, S. 260).

In der Pflegewissenschaft sowie im Zusammenhang mit der „Schriftlichen Arbeit im Fachbereich“ haben sich die Quellenverweise im Text nach dem Autor-Jahr-System an unserer Institution etabliert. Baumann und Nänny (2013, S. 261) geben folgende drei Parameter für Quellenangaben im Text an:

- Der Nachname des Autors/der Autorin
- Der Erscheinungszeitpunkt der verwendeten Publikation
- Die Seitenzahl(en)

Bei den Zitierformen gibt es grundsätzlich zwei Möglichkeiten, das wörtliche (direkte) Zitat und das sinngemäße (indirekte) Zitat. Die Verwendung eines wörtlichen oder direkten Zitates sollte äußerst sparsam erfolgen. Wie der Name schon sagt, wird eine Textstelle wörtlich, sprich eins zu eins, abgeschrieben. Dabei können nur bestimmte Begriffe, ganze Textpassagen, ein einzelner Satz oder Teile eines Satzes übernommen werden. Wörtliche Zitate sind kenntlich zu machen, d. h. unter Anführungs- und Schlusszeichen zu setzen. Bei mehr als 40 Wörtern ist dies vom Fließtext abzusetzen. Die Verwendung wörtlicher Zitate unterstreicht die Bedeutung oder Echtheit einer Information, es ist jedoch gut abzuwägen, wann diese verwendet werden. Das sinngemäße Zitat oder die indirekte Wiedergabe eines Textes stellt die häufigere Form des Zitierens dar. Dieses lehnt sich an den Originaltext an. Der Text wird mit eigenen Worten umschrieben, paraphrasiert oder zusammengefasst, wobei die Informationen auf das Wesentliche reduziert werden. Ergänzenderweise ist zu erwähnen, dass sämtliche verwendete Quellen im Text zusammengeführt und als Vollbeleg in einem Literaturverzeichnis auszuweisen sind. Zum Schluss werden die Nachnamen der Autoren/Autorinnen in alphabetischer Reihenfolge abgebildet (vgl. Baumann & Nänny, 2013, S. 257).

Es wird darauf hingewiesen, dass das institutionsbezogene Zitierreglement der SALK demnächst auf APA 7 umgestellt wird und der Leitfaden folglich nicht mehr im Anhang einzusehen ist.

Zusammenfassend ist anzumerken, dass die Begleitung von Auszubildenden im Rahmen der SAiFB eine zeitintensive, herausfordernde, zugleich spannende und sehr bereichernde Aufgabe darstellt. Die Faszination, ein Thema zu entwickeln und sich darin zu vertiefen, stellt die erste Vorbereitung für das wissenschaftliche Arbeiten dar. Eine kritische Haltung einzunehmen, pflegerelevante Fragen zu stellen, zu reflektieren, Verbesserungsmöglichkeiten aufzuzeigen, das sind weitere Schritte Richtung Professionalisierung der Pflege. Ziel der Pflegepraxis ebenso wie der Pflegeforschung ist die bestmögliche Versorgung von Personen, die pflegerische Unterstützung benötigen. Lehrende des Unterrichtsgegenstandes „Schriftliche Arbeit im Fachbereich" sind neben ihrer Expertise angehalten, die Relevanz und den praktischen Nutzen für die Pflegepraxis zu verdeutlichen. Neben vielen praktischen Übungen zum Zitieren werden das Textverständnis sowie die Lese- und Schreibkompetenz gefördert und gestärkt. Der theoretische Teil der Literaturrecherche wird durch eine Exkursion an die vor Ort gelegene Bibliothek der Paracelsus Medizinischen Privatuniversität abgerundet. Insbesondere wird für Auszubildende der Pflegefachassistenz die thematische Recherche im Suchportal für Lebenswissenschaften LIVIVO oder in einer wissenschaftlichen Suchmaschine wie Google Scholar vorgezeigt und auch empfohlen. KIs (siehe Kapitel 11) werden zusätzlich erklärt und sind bei vielen Auszubildenden seit vielen Monaten beliebt. Es fand ein regelrechter KI-Hype statt. Bei jedem Schritt stehen die Lehrenden durch motivierendes Feedback bestärkend zur Seite und unterstützen die Auszubildenden mit Geduld, Ausdauer und Beharrlichkeit beim Verfassen der „Schriftlichen Arbeit im Fachbereich".

6. Innere Differenzierung (Greil-Neuhofer)

Herber stellt 1983 mit „Innere Differenzierung im Unterricht" klar, wie der individuelle Kontakt zwischen Lehrenden und Auszubildenden verbessert werden kann. Hierzu muss der Lehrer/die Lehrerin die psychologische Situation seitens der Lernenden erfassen, um anschließend didaktisch-methodische Strategien optimal einsetzen zu können. Das heißt, dass sachlogische und psychologische Analysen der individuellen Lehr- und Lernsituation angepasst werden müssen. Das Modell umfasst wesentliche Schritte, welche einzuhalten sind, um ein Funktionieren dieses Konzeptes zu ermöglichen (vgl. Herber, 1983, S. 7 f.). Diese Form der Unterrichtskonzeption ist von der Struktur her dem 4-Phasen-Modell von Seel (1979) mit „Problembegegnung, Problemlösung, Tun und Übung" ähnlich (Herber, 1983, S. 8).

Die bereits erwähnte sachlogische und die psychologische Analyse sind getrennt voneinander durchzuführen. Im Anschluss wird unter Beachtung einer wertfreien

Beschreibung ein Bezug hergestellt. Daraus erfolgt die Zielformulierung für das Fundamentum und das Additum (vgl. Herber, 1983, S. 8).

Die vorgegebenen Fundamentumsziele und auch der Zusatzstoff (Additum) sollen für alle transparent und ausreichend verbal begründet sein (vgl. Herber, 1983, S. 14). „Schüler haben ein Recht zu erfahren, warum sie etwas lernen müssen" (Herber, 1983, S. 14). Eine Erhebung von Lernvoraussetzung und Lehrvoraussetzungen ist unabdingbar, wobei auch die kognitive und emotionale Art erfasst wird (vgl. Herber, 1983, S. 17 f.). Gespräche mit den Auszubildenden oder einfache Beobachtungen im Unterricht lassen erkennen, dass jede/r Auszubildende andere Voraussetzungen mitbringt, um sachliche Probleme im Unterricht zu bewältigen. Das Vorwissen, die Intelligenz, die Individualität und die wechselseitige Beziehung zwischen Lernenden und Lehrenden sind nur einige Merkmale, die zur Problembegegnung und deren Bearbeitung beitragen (vgl. Herber, 1983, S. 10).

Innere Differenzierung kann im Modul „Schriftliche Arbeit im Fachbereich" nur umgesetzt werden, wenn sich Lehrende genügend Zeit nehmen, um sich der/dem Einzelnen den Erfordernissen entsprechend intensiv zu widmen. Bestehende Wissenslücken gilt es durch Wiederholungen zu schließen. Erst dann kann die Planung für die **Problembegegnung I „Prototyp"** beginnen. Dieser Schritt umfasst Problembegegnung, Problemlösung, Kriteriumslösung, Übung und gekonnte Anwendung. Die wesentlichen Strukturen sollen an einem exemplarischen Beispiel anschaulich und ohne ablenkende Reize deutlich gemacht werden. Nachdem in Einzel- oder Gruppenarbeiten Lösungen gefunden wurden, ist eine Plenumsdiskussion sinnvoll. Vergleiche können angestellt werden. Sind Fehler aufzufinden, so können diese besprochen und korrigiert werden. Nach der Problemlösungsphase beginnt die Kriteriumsleistung, in welcher basale (fundamentale) Aufgabenstellungen für einfache Übungs- und Anwendungsbereiche richtig zu lösen sind. Die Übungsaufgaben sollen so angeordnet sein, dass zuerst eine Reihe von Fundamentumsaufgaben (Basisaufgaben) bearbeitet werden. Im Anschluss werden Aufgaben mit höherem Schwierigkeitsgrad (Additumsaufgaben) angeboten, die durchaus herausfordernd sein können. Stets sollte auf eine Additumsaufgabe eine Fundamentumsaufgabe folgen, um so die Lernbemühung aufrechterhalten zu können. In heterogenen Klassen ist auf die verschiedene Schnelligkeit des Arbeitsstils zu achten. Der/die Lehrende hat sich besonders jenen zu widmen, welche bereits in der Kriteriumslösung Probleme aufweisen. Herber benennt dies auch als zu ziehende Differenzierungsschleife. Hausübungen sollen demnach sinnvoll und gezielt eingesetzt werden (vgl. Herber, 1983, S. 18–27).

Lehrende des Moduls „Schriftliche Arbeit im Fachbereich" erklären den Auszubildenden anhand des Leitfadens die verschiedenen Zitierarten und das einzuhaltende Reglement. Auf der Tafel, auf dem Flipchart, auf einem Arbeitsblatt etc. können anschauliche exemplarische Übungsbeispiele für alle ersichtlich gemacht werden. Im Anschluss verfassen die Lernenden handschriftlich in Einzelarbeit anhand der mitgebrachten Pflegefachliteratur ein direktes, ein indirektes sowie ein sekundäres Zitat. Der Lehrer/Die Lehrerin motiviert und verstärkt die individuelle Leistung, indem mögliche Fehler im Lösungsweg besprochen und bei Erfordernis korrigiert werden. Am Ende der Unterrichtseinheit wird eine Hausübung zum Fundamentumsbereich der Zitation gegeben, welche am PC zu erstellen ist. Wurden über den Hausübungsanteil Aufgaben bewältigt, gibt es neben der individuellen verbalen Rückmeldung einen pfiffigen Sticker als Motivation für besonders fleißige Auszubildende.

Die gefundene Lösung muss anschließend auf ihren Anwendungsbereich hin geprüft werden. D. h., Falschanwendungen müssen bewusst abgetrennt bzw. abgewendet werden. Dieser Schritt wird als **Problembegegnung II „richtig – falsch"** bezeichnet. Auch hier genügt nicht nur die Problembegegnung, sondern es sind abermals die Problemlösung, das Tun und auch Übung notwendig, um Unterscheidungskriterien zu erarbeiten, zu überprüfen und einzuüben. Das alles setzt voraus, dass sogenannte negative Fälle erkannt und mittels Durchstreichen optisch verstärkt werden (vgl. Herber, 1983, S. 27; 30).

Wie in Tabelle 2 dargestellt, müssen die Auszubildenden anhand des erlernten Zitierreglements nun die falsch zitierten Passagen erkennen, durchstreichen – idealerweise in Farbe – und Richtigstellungen vornehmen.

Rätsel – „Fehlersuche“
Nach Osterbrink und Stiehl (2004**, Seitenangabe fehlt**) fällt Pflegefachkräften bei der Linderung von Schmerzen eine Schlüsselrolle zu, da diese den unmittelbarsten und längsten Patientenkontakt im interdisziplinären Team haben.
Als Fundament pflegerischen Engagements geben die Autoren eine Stärkung des Selbstwertgefühls und des Wissens um eigene Kenntnisse und Fertigkeiten von Pflegenden an (vgl. Carr; Mann & Bingo, 2002, S. 12, 14). **Korrekt wäre:** (vgl. Carr; Mann**;** Bingo, 2002, S. 12**;** 14).
Aus Studien ist bekannt, dass die Prävalenz chronischer Schmerzen in Seniorenheimeinrichtungen zwischen 45 % und 83 % liegt (vgl. Basler R. et al., 2004, S. 15; Ferrell et al., 1995, S. 23 ff.; Fox et al., 1999, S. 1–2; Polanezky, 2007, S. 298, 311). **Korrekt wäre:** (vgl. Polanezky, 2007, S. 298**;** 311; Basler ~~R~~. et al., 2004, S. 15; Fox et al., 1999, S. 1 **f.**; Ferrell et al., 1995, S. 23 ff.).
Schmerz ist laut diesen Ergebnissen der häufigste Problembereich alter Menschen. In Langzeitbereichen der stationären Altenpflege erfolgt häufig keine fachlich adäquate Behandlung (vgl. Bingo, 2002, S. 4; Loeb, 1999**, Seitenangabe fehlt**).
„Auch in den frühen Hochkulturen dominierte ein magisch-religiöses Schmerzverständnis. Bei den Ägyptern konnten Beschreibungen über empirisch-rationale Behandlungsverfahren (Behandlungen durch Erbrechen, Urinieren, sodass die Geister auf diesem Weg den Körper wieder verlassen konnten) gefunden werden“ (vgl. Bader und Gallachi, 1998, S. 14fff). **Bei wörtlichen Zitaten darf kein vgl. angeführt werden und ein Ausweis von „fff“ ist falsch. Bezüglich der Seitenangabe von 14–17 stellt sich auch die Frage, ob dies richtig sein kann, nachdem nur drei Zeilen zitiert wurden. Zwei Autoren sind mit einem & darzustellen.** **Korrekt wäre:** (Bader & Gallachi, 1998, S. 14–17).
„Dazu bedarf es pflegerischer Fähigkeiten wie z. B. einer diferenzierten Beobachtungsfähigkeit, taktiler Fähigkeiten, einer kommunikativen Kompetenz und einer Schmerzanamnese mit Instrumenten. Es ist ein verändertes pflegerisches Selbstverständnis erforderlich, um die Schmerzempfindung aufgrund psychologischer, sozialer und etischer Bedeutungsanteile zu erfassen. Eine anschließend kontextgebundene Interpretation kann unterstützend für die Lebensqualität von Schmerzbetroffenen sein“ (Schulze, 2009, S. 456 f.). **Bei einem Blockzitat sind keine Anführungszeichen zu setzen. Wurden im Original Rechtschreibfehler (diferenzierten anstatt differenzierten, etischer anstatt ethischer) gemacht, so sind diese auch zu übernehmen. Der Autorenausweis selbst ist nicht kursiv zu halten.**

Tab. 3: Zitieren – Problembegegnung II „richtig – falsch“ (Greil-Neuhofer, 2019)

Der österreichische Autor Professor Dr. Hans-Jörg Herber hat sich mit vielen Arbeits- und Forschungsbereichen vertieft auseinandergesetzt. Dazu zählen Motivationsforschung, Innere Differenzierung im Unterricht, Paradigmatische Fundierung sozialwissenschaftlicher Handlungs- und Systemtheorien sowie Lehrer/innenbildung. Das Buch „Innere Differenzierung im Unterricht" ist eine originäre und sehr gelungene Fassung, um Auszubildende differenziert zu unterstützen. Das Werk basiert auf langjähriger unterrichtspraktischer Erfahrung des Autors, welchen ich selbst im Rahmen der Ausbildung zur Akademischen Lehrerin für Gesundheits- und Krankenpflege authentisch erleben durfte.

Herber, H.-J. (1983). *Innere Differenzierung im Unterricht.* Stuttgart, Berlin, Köln, Mainz: Kohlhammer.

7. Entwicklung eines Arbeitskonzeptes bzw. Exposés (Greil-Neuhofer)

Das Exposé wird schriftlich verfasst und bei der Erstellung gibt es an der Gesundheits- und Krankenpflegeschule der Salzburger Landeskliniken eine verbindliche Form, welche einzuhalten ist. Das Arbeitskonzept ist beim ersten persönlichen Gespräch mit den Betreuenden mitzubringen. Durch die Erstellung eines Exposés können die Auszubildenden der Pflegefachassistenz erstmals ihr Verständnis zum wissenschaftlichen Arbeiten zeigen. Unter anderem werden themenbezogene Texte recherchiert, gelesen und entsprechend interpretiert. Insbesondere gilt es, die im Modul „Schriftliche Arbeit im Fachbereich" erlernten Methoden und Techniken des Schreibens sowie die Reglements der Zitation und der Erstellung eines Literaturverzeichnisses richtig anzuwenden. Idealerweise wird das Exposé im Unterricht erstellt, denn so kann eine individuelle Begleitung sowie Förderung durch den Lehrer/die Lehrerin der Gesundheits- und Krankenpflege ermöglicht werden.

Karmasin und Ribing (2002, S. 15) betonen, dass abgesehen von der Motivationsvermittlung in Bezug auf die gewählte Thematik der sogenannte erste Eindruck der Lehrperson für den Gesprächsausgang mit dem zu Betreuenden relevant sein kann.

Das Exposé dient dazu, den Rahmen der Arbeit zwischen der betreuenden und der betreuten Person festzulegen. Folglich kann es als nützliches Fundament für Betreuungsgespräche sachdienlich sein. Exposés können nachfolgende konzeptuelle und logische Widrigkeiten einer Arbeit aufdecken und tragen dazu bei, dass Irrwege bzw. Sackgassen vermieden werden. Der/Die Betreuende kann seine/ihre Arbeit gut wahrnehmen sowie intensivieren, da er/sie im Exposé eine Basis zur Beurteilung hinsichtlich der Durchführbarkeit und der voraussichtlichen Ausgestaltung des Vorhabens geschaffen hat. An der Sorgfalt bei der Erstellung ist bereits erkennbar, wie ernst es dem Verfasser/der Verfasserin mit dem Schreiben ist. Erst wenn Betreuende den Eindruck gewinnen, dass bereits wohl überlegte und eine Erfolg versprechende Intentionalität vorliegt, kann die eigentliche Arbeit beginnen (vgl. Seibold, 2009, S. 4 f.).

Reading (2013, S. 9 f.) stellt eine kurze Übersicht bezugnehmend auf die Planung einer „Nursing Dissertation" dar. Genügend Zeitmanagement für jede Stufe des Prozesses ist einzuplanen, denn ein geradliniger Verlauf ist nicht garantiert. Eine Panik am Schluss kann dadurch vermieden werden. Vor allem können eintreffende Lebensereignisse zu Zeitverschiebungen führen.

Wer von uns kennt diese kritischen Lebensereignisse nicht? Wohnungsumzug, Konflikte in der Familie oder im Freundeskreis, Trennung bzw. Scheidung vom Partner/von der Partnerin, Tod eines nahestehenden Menschen und plötzliche Erkrankungen sind nur eine begrenzte Auswahl von oftmals schwer zu fassenden Ereignissen. Eine emotionale Begleitung durch Lehrende, als initiale Reaktion, kann für Betroffene entlastend sein. Grundsätzlich wird davon ausgegangen, dass Teilnehmer/innen in der Erwachsenenbildung solche Belastungen auch bewältigen und den Arbeitsprozess fortsetzen können.

Das Sprachniveau und die Schreibkompetenz der Auszubildenden sind Voraussetzung, um einen kompetenten Dialog und schriftliche Aufzeichnungen führen zu können. Dies gilt nicht nur für die theoretische Ausbildung der Pflegefachassistenz, sondern auch für die zahlreichen Praktika, welche zu absolvieren sind. Im Alltag ist eine Divergenz schnell erkennbar und Möglichkeiten der Gegensteuerung sollten geprüft werden.

8. Sprachniveau und Schreibkompetenz (Greil-Neuhofer)

Der Europäische Referenzrahmen (2004–2013) ordnet alle bedeutsamen europäischen Sprachtests in sechs Schwierigkeitsstufen (A1, A2, B1, B2, C1 und C2) ein. Der Buchstabe A steht für „Elementare Sprachverwendung", B für „Selbstständige Sprachverwendung" und C für „Kompetente Sprachverwendung". In der Tabelle 4 ist ein Raster zur Selbstbeurteilung, insbesondere der Schwierigkeitsstufen B1 und B2 zum Verstehen, Sprechen und Schreiben, ausgewiesen, welche für die Aufnahme in eine Gesundheits- und Krankenpflegeschule von Bedeutung sind.

		B1 Selbstständige Sprachverwendung	B2 Selbstständige Sprachverwendung
Verstehen	Hören	Ich kann die Hauptpunkte verstehen, wenn klare Standardsprache verwendet wird und wenn es um vertraute Dinge aus Arbeit, Schule, Freizeit usw. geht. Ich kann vielen Radio- oder Fernsehsendungen über aktuelle Ereignisse und über Themen aus meinem Berufs- oder Interessengebiet die Hauptinformation entnehmen, wenn relativ langsam und deutlich gesprochen wird.	Ich kann längere Redebeiträge und Vorträge verstehen und auch komplexer Argumentation folgen, wenn mir das Thema einigermaßen vertraut ist. Ich kann im Fernsehen die meisten Nachrichtensendungen und aktuellen Reportagen verstehen. Ich kann die meisten Spielfilme verstehen, sofern Standardsprache gesprochen wird.
	Lesen	Ich kann Texte verstehen, in denen vor allem sehr gebräuchliche Alltags- oder Berufssprache vorkommt. Ich kann private Briefe verstehen, in denen von Ereignissen, Gefühlen und Wünschen berichtet wird.	Ich kann Artikel und Berichte über Probleme der Gegenwart lesen und verstehen, in denen die Schreibenden eine bestimmte Haltung oder einen bestimmten Standpunkt vertreten. Ich kann zeitgenössische literarische Prosatexte verstehen.
Sprechen	An Gesprächen teilnehmen	Ich kann die meisten Situationen bewältigen, denen man auf Reisen im Sprachgebiet begegnet. Ich kann ohne Vorbereitung an Gesprächen über Themen teilnehmen, die mir vertraut sind, die mich persönlich interessieren oder die sich auf Themen des Alltags, wie Familie, Hobbys, Arbeit, Reisen, aktuelle Ereignisse, beziehen.	Ich kann mich so spontan und fließend verständigen, dass ein normales Gespräch mit einer Muttersprachlerin oder einem Muttersprachler recht gut möglich ist. Ich kann mich in vertrauten Situationen aktiv an einer Diskussion beteiligen und meine Ansichten begründen und verteidigen.
	Zusammen-hängendes Sprechen	Ich kann in einfachen zusammenhängenden Sätzen sprechen, um Erfahrungen und Ereignisse oder meine Träume, Hoffnungen und Ziele zu beschreiben. Ich kann kurz meine Meinungen und Pläne erklären und begründen. Ich kann eine Geschichte erzählen oder die Handlung eines Buches oder Films wiedergeben und meine Reaktion beschreiben.	Ich kann zu vielen Themen aus meinen Interessengebieten eine klare und detaillierte Darstellung geben. Ich kann einen Standpunkt zu einer aktuellen Frage erläutern und Vor- und Nachteile verschiedener Möglichkeiten angeben.

Schreiben	Schreiben	Ich kann über Themen, die mir vertraut sind oder mich persönlich interessieren, einfache zusammenhängende Texte schreiben. Ich kann persönliche Briefe schreiben und darin von Erfahrungen und Eindrücken berichten.	Ich kann über eine Vielzahl von Themen, die mich interessieren, klare und detaillierte Texte schreiben. Ich kann in einem Aufsatz oder Bericht Informationen wiedergeben oder Argumente und Gegenargumente für oder gegen einen bestimmten Standpunkt darlegen. Ich kann Briefe schreiben und darin persönliche Bedeutung von Ereignissen und Erfahrungen deutlich machen.

Tab. 4: Gemeinsamer europäischer Referenzrahmen für Sprachen/Raster zur Selbstbeurteilung (Europäische Union und Europarat, 2004–2013, S. 1)

An der Schule für Gesundheits- und Krankenpflege der Salzburger Landeskliniken wird das Modul „Lernbegleitung – Sprache verstehen, lesen und kommunizieren“ für Bewerber/innen angeboten, die beim Aufnahmeassessment noch kein B2-Level erreichen. In einem Stundenumfang von 30 bis 34 Unterrichtseinheiten werden Übungen zum Wortschatz, zum Textverständnis, zum Lesen und zur Kommunikation (lesen, hören, sprechen) schwerpunktmäßig von einem Germanisten/einer Germanistin vermittelt. Im Anschluss erfolgt eine schriftliche Prüfung. Eine positive Beurteilung befähigt die Bewerber/innen zur Aufnahme in die Ausbildung der Pflegeassistenz bzw. Pflegefachassistenz.

Äußerst empfehlenswert ist das Fachbuch „Deutsch B1/B2 in der Pflege. Für Fachkräfte im Anerkennungsverfahren“. Böck und Rohrer stellen 19 Kapitel in vier Modulen dar. Eine beigefügte DVD beinhaltet u. a. Arbeitsblätter zum Training von Grammatik und Sprachgebrauch, Hörtexte zum Nach- und Mitlesen sowie Hörversionen und Phonetikübungen. Für das eigenständige Üben und zur Lernkontrolle werden auch mögliche Lösungsstrategien offeriert.

Böck, M. & Rohrer, H.-H. (2016). *Deutsch B1/B2 in der Pflege. Für Fachkräfte im Anerkennungsverfahren.* München: Urban & Fischer.

Ergänzend könnte auch das Fachbuch „Kommunikation in sozialen und medizinischen Berufen“ als inspirierender und motivierender Begleiter für den Unterricht verwendet werden.

Lévy-Hillerich, D. (2005). *Kommunikation in sozialen und medizinischen Berufen. Kursbuch.* Berlin: Cornelsen.

Auszubildende der Pflegefachassistenz müssen über einen Basisstandard an Lesekompetenz verfügen. Nur so sind sie für die Anforderungen in der Ausbildung und in der zukünftigen Berufstätigkeit entsprechend gerüstet.

9. Lesen (Greil-Neuhofer)

Die sprachliche Bildung wird durch das Lesen gefördert und lässt den Menschen im Denken und in der Kreativität aktiv werden. Deshalb erlaube ich mir, in diesem Kapitel weiter auszuholen und Gesichtspunkte rund um das Lesen anzuführen, die in der Ausbildung zum/zur Lehrenden der Gesundheits- und Krankenpflege häufig zu kurz kamen. Auszubildende der Pflegefachassistenz weisen des Öfteren eine mangelnde Lesekompetenz auf. Gerade im Unterricht selbst bestände ein enormes Entwicklungspotenzial, das Lesen zu fördern. Gelesene Pflegefachbeiträge sollten stets im Plenum diskutiert werden.

„Wer zu lesen versteht, besitzt den Schlüssel zu großen Taten, zu unerträumten Möglichkeiten“ (Huxley, zit. aus BMBWF, 2018, o. S.). Die Leseerziehung nimmt in den verschiedensten österreichischen Schularten und Schulstufen sowie in allen Unterrichtsgegenständen einen zentralen Bildungs- und Erziehungsauftrag ein. Lesen inkludiert eine verstehende Textverarbeitung, in welcher die Schrift separat oder in Assoziation mit multimodalen Komponenten (z. B. Bildern, Filmen) auftritt und dient der Sprachförderung bzw. dem Spracherwerb. Dadurch wird der Lern- und Entwicklungsprozess begünstigt, welcher auf der Ebene der Lesemotivation und Lesekompetenz einer persistenten Begleitung bedarf (vgl. BMBWF, 2018, S. 1). Die OECD[2]/PISA[3]-Studie (zit. aus BMBWF, 2018, S. 1 f.) gibt „Lesen als Basiskompetenz für eine befriedigende Lebensführung in persönlicher, beruflicher und gesellschaftlicher Hinsicht sowie für eine aktive Teilnahme am gesellschaftlichen Leben“ an. Lesekompetenz erfordert die Fähigkeit, angegebene, relevante Informationen eindeutig und klar zu lokalisieren. Zudem gilt es, Texte zu verstehen, indem zunächst einfache Verknüpfungen hergestellt werden. Im Anschluss sind textbezogene Hauptgedanken zu identifizieren sowie kritisch zu interpretieren und zu bewerten. Ein detailliertes Verständnis von komplexen Texten ist hierzu Voraussetzung. Ebenso sind kritische Formulierungen oder ein Aufstellen von Behauptungen (Hypothesen)

---

[2] Organisation for Economic Co-operation and Development

[3] Programme for International Student Assessment

über Textinformationen vorzunehmen. In der Expertenstufe können unvertraute und vor allem schwierige Texte erschlossen werden (vgl. BMBF, 2013, S. 2 f.).

In der nachfolgenden Tabelle ist auszugsweise eine Lesekompetenzenlandkarte für Unterrichtsprinzipien und Bildungsanliegen in Österreich strukturiert dargestellt, welche einen schnellen Überblick vermitteln kann.

Organisationsstruktur Wissen aufbauen, reflektieren, weitergeben	Lesekompetenzen Wissen aufbauen, reflektieren, weitergeben
(be-)nennen, aufzählen, zuordnen, beschreiben, darstellen, vergleichen, erklären, beschaffen, kommunizieren, präsentieren	Informationen aus Texten und Medien wiedergeben, vergleichen, erklären; Texte aus verschiedenen Medien formal und inhaltlich erschließen
analysieren, kategorisieren, unterscheiden, schlussfolgern, Vermutungen aufstellen, Zusammenhänge herstellen	Texte und Medien analysieren, kategorisieren, Schlussfolgerungen ziehen; unterschiedliche Leseformen und Arten des Lesens anwenden können
beurteilen, begründen, interpretieren	Texte und Medien reflektieren; Sachverhalte, Standpunkte beurteilen, begründen, interpretieren
Haltungen entwickeln	Haltungen entwickeln
Haltungen entwickeln Werthaltungen haben	Freude und Bereitschaft zum Lesen zeigen Lesen als selbstbestimmte und lebensbegleitende Tätigkeit wertschätzen
bewerten, entscheiden, umsetzen	bewerten, entscheiden, umsetzen
bewerten	Texte und Medien nach vorgegebenen Kriterien oder selbst gewählten Kriterien bewerten
Handlungs-, Verhaltensabsichten ausbilden; Handlungsentscheidungen treffen	Medienangebote nutzen; leseanregende Rahmenbedingungen schaffen; Workshops, Buchausstellungen, Buchpräsentationen durchführen
Handlungen planen, ausführen, reflektieren, aufrechterhalten	Handlungen im Bereich der Lesekultur planen, ausführen, reflektieren, aufrechterhalten

Tab. 5: Lesekompetenzen (BMUKK, 2013, o. S.)

Lesekompetenzen müssen unter Berücksichtigung von soziokultureller Heterogenität, Mehrsprachigkeit sowie Interkulturalität adäquat und qualifiziert unterrichtet werden. Eine Lesediagnostik zur Feststellung möglicher Förderbedarfe ist im Voraus zu erheben. Erst danach können didaktische Konzepte eine individuelle Leseförderung garantieren (vgl. BMB,

2016, o. S.). Besonders bei schwachen Schülern/Schülerinnen mit einer anderen Alltagssprache als Deutsch kann ein Leserückstand beobachtet werden (vgl. Schabmann et al., 2012, S. 31). Ergebnisse zeigten, dass auch mangelnde Lesekompetenzen bei Kindern mit Deutsch als Erstsprache vorlagen. Eine **Feststellung** des **Sprachstands** im Bundesländervergleich (Wien, Kärnten, Salzburg, Steiermark sowie Burgenland) fand im Jahr 2008 statt. Die Stichprobe inkludierte 24.327 Kinder im Kindergartenbereich und 579 externe Kinder. Es wurden insgesamt 60 % der Kinder nichtdeutscher Erstsprache sowie 10 % der Kinder mit deutscher Erstsprache als förderungsbedürftig identifiziert. Demnach ist bereits im Kindergarten mit Förderungsmaßnahmen zu beginnen (vgl. Breit & Schneider, 2009, zit. aus Schabmann et al., 2012, S. 32).

Die Entwicklung und Sicherung fundamentaler Lesekompetenzen, insbesondere Worterkennung und Leseflüssigkeit, sowie ein wirksames, sinnerfassendes Lesen sind nicht nur elementare Aufgabenbereiche der Volksschule. Eine überzeugende Stärkung des Textverständnisses gilt es auch in der Sekundarstufe und darüber hinaus zu garantieren (vgl. Schabmann et al., 2012, S. 59).

Schabmann et al. beschreiben im Bildungsbericht von 2012 die theoretischen Grundlagen der Leseentwicklung in Zusammenhang mit der Situation im österreichischen Schulsystem detailliert und weisen auf die Stärken sowie Schwächen hin. Es werden auch Förderungsmöglichkeiten aufgezeigt, welche zu einer positiven Veränderung der Lesekultur von Kindern und Jugendlichen in Österreich führen kann.

Die Ergebnisse der Leseleistungen von PIRLS[4] (2006) und PISA (2009) zeigen im internationalen Vergleich auf, dass Österreichs Schüler/innen bestenfalls im Mittelfeld der EU-/OECD-Staaten liegen und im Sekundarbereich sogar augenfällig darunter (vgl. Schabmann et al., 2012, S. 17–21). Diese unzureichenden Leistungen lassen sich einerseits mit dem hohen Anteil von Risikoschülern/Risikoschülerinnen argumentieren und andererseits können auch kompetente Leser/innen im internationalen Setting nur eingeschränkt mithalten (vgl. Schabmann et al., 2012, S. 21–25).

---

[4] Progress in International Reading Literacy Study

Mädchen weisen bessere Lesekompetenzen als Buben auf. Dies scheint ein übereinstimmendes Ergebnis über alle OECD-Studien und -Länder hinweg zu sein. Dennoch nimmt das Geschlecht im Vergleich zum Elternbildungsstand und zum sozioökonomischen Hintergrund eine deutlich untergeordnete Rolle ein (vgl. Schabmann et al., 2012, S. 34).

Die Begrenztheit von personellen und zeitlichen Möglichkeiten innerhalb eines Familienverbundes zur Unterstützung der Kinder sowie ungenügende Leseressourcen an Büchern und Zeitschriften können für das schlechte Lesen verantwortlich sein. Ein eingeschränkter Gebrauch der gedruckten Sprache und geringe Lese- und Vorleseaktivitäten in der Familie tragen ebenso zum Ergebnis der Leseleistung bei. Diese beschriebenen Faktoren können mit materieller Armut assoziiert werden, aber auch isoliert davon auftreten und hängen oftmals mit dem Elternbildungsstand zusammen (vgl. Klicpera et al., 2010, S. 189, zit. aus Schabmann et al., 2012, S. 35). Das Lesen nimmt auch außerhalb des Unterrichts einen elementaren Stellenwert ein. Durch tägliche Übung und mit einer Lesezeit von ca. 10 Minuten können das Wortlesen sowie das Leseverständnis deutlich verbessert werden (vgl. Schabmann et al., 2012, S. 36).

Eine Prämisse für Lehrer/innen stellen lesepsychologische Grundlagen und eine entsprechende Didaktik dar, welche es zu vermitteln gilt. Nur so kann eine Aufwertung bzw. Optimierung der Lesekompetenzen sowie der Lesekultur erreicht werden. Für ein vielfältiges Angebot an anregendem Lesematerial ist zu sorgen (vgl. Schabmann et al., 2012, S. 59 f.). „Lesekompetenz ist eine wesentliche Grundlage für Informationserwerb, Teilhabe am kulturellen und politischen Leben sowie für lebenslanges Lernen" (Schabmann et al., 2012, S. 60).

Humer leistete 2018 mit einer Interventionsstudie an der Schnittstelle 4. bis 5. bzw. am Beginn der 5. Schulstufe im deutschsprachigen Raum einen interessanten Beitrag zur Leseforschung. Die leitende Forschungsfrage lautete: „Inwieweit hat die Förderung der basalen Lesefertigkeiten (Dekodiergenauigkeit, Automatisierung, Lesegeschwindigkeit, Prosodie) durch das Training mit Lautleseverfahren bei den ausgewählten leseschwachen Schülerinnen und Schülern der Sekundarstufe I (5. Schulstufe) einen positiven Effekt auf die Lesegeschwindigkeit und das Textverständnis?" (Humer, 2018, S. 256). Bei dieser quasi-experimentellen Untersuchung bzw. diesem Feldexperiment wurden acht Klassen (natürliche Gruppen) als Kontrollgruppen ausgelegt. An einer ausgewählten Schülergruppe/Schülerinnengruppe wurden Lesetrainingsmaßnahmen, als Form einer

Intervention, über einen Zeitraum von sechs Monaten durchgeführt und evaluiert. An der Untersuchung nahmen insgesamt 175 Schüler/innen teil. 87 Schüler/innen der „UNESCO Neue Mittelschule" und 88 Schüler/innen der „Sportmittelschule Mondsee" wurden im September 2016 mit dem Salzburger Lesescreening (SLS 2 – 9) sowie dem Wiener Lesetest/Lesekompetenzcheck (WLT/LKC) überprüft (vgl. Humer, 2018, S. 274).

Mit dem SLS können die basalen Lesefertigkeiten, wie beispielsweise die Lesegeschwindigkeit und Lesegenauigkeit, sowie das Satzverstehen gemessen werden (vgl. Mayringer & Wimmer, 2014, zit. aus Humer, 2018, S. 259). Der WLT/LKC kommt ergänzend zum Einsatz. Dieser berücksichtigt mit der Informationsermittlung, mit textbezogener Interpretation und Schlussfolgerung, mit einer ganzheitlichen Interpretation sowie einer Reflexion hinsichtlich Textform und Inhalt fundamentale Verstehens-Prozesse (vgl. Haider, 2015, zit. aus Humer, 2018, S. 260).

14 ausgetestete schwache Lesende erhielten ein halbes Jahr lang drei- bis viermal in der Woche ein Lesetraining mit Lautleseverfahren außerhalb des regulären Unterrichts. Vorzugsweise wurde mit Lesetrainern/Lesetrainerinnen bzw. Lesepaten/Lesepatinnen geübt. Zusätzlich wurden diese Schüler/innen während der Interventionsphase mit der Lernfortschrittsdiagnostik Lesen (LDL) und dem Lautleseprotokoll (LLP) überprüft (vgl. Humer, 2018, S. 274).

Mit der LDL von Walter kann der Lernverlauf bzw. Lernfortschritt erfasst werden. Das LLP ist ein Verfahren, welches die Leseflüssigkeit bzw. die Lesegeschwindigkeit aufzuzeichnen vermag (vgl. Rosebrock et al., 2014, zit. aus Humer, 2018, S. 267). Wenn ein Kind viel liest, wird es auch flüssiger lesen. Im Gegensatz dazu wird beim stockenden, langsamen Lesen die Lesemotivation eines Kindes sinken. Folglich braucht es für die individuelle Motivation einen bestimmten Grad an Leseflüssigkeit (vgl. Humer, 2018, S. 103).

Im April 2017 wurden nach Abschluss des Lesetrainings noch einmal alle Untersuchungsteilnehmenden mit dem SLS 2 – 9 und dem WLT/LKC getestet (vgl. Humer, 2018, S. 274). Die Ergebnisse zeigten, dass alle Schülergruppen im Verlauf der Untersuchung (September 2016 bis April 2017) ihre Lesegeschwindigkeit signifikant steigern konnten. Überraschenderweise konnte aufgrund des intensiven Lautlesetrainings in der Interventionsgruppe keine größere Zunahme der Lesegeschwindigkeit als in den Kontrollgruppen erreicht werden (vgl. Humer, 2018, S. 343 f.). Jedoch im Bereich des

Textverständnisses erzielte die Interventionsgruppe von allen den weitaus größten und einen statistisch signifikanten Zugewinn. Die Kontrollgruppen konnten eine Steigerung des Textverständnisses nicht oder nicht in diesem Ausmaß erreichen und folglich auch nicht mithalten (vgl. Humer, 2018, S. 354).

Im Modul „Schriftliche Arbeit im Fachbereich“ sind auch Bibliotheksexkursionen vorgesehen mit dem Ziel, eine Einführung in die Benutzung der Bibliothek zu erhalten. Aus meiner Sicht eine wertvolle Ressource, welche es zu nutzen gilt. Denn sich in der großen Auswahl von Büchern zu informieren oder lediglich zu schmökern, kann auch außerhalb des Schulalltags bereichernd sein. Den Auszubildenden empfehle ich, mindestens täglich 15 Minuten zu lesen und zwar eine Literatur, welche ihrem Interesse entspricht. Mit Augenzwinkern betone ich stets, eine Leselektüre zu wählen, welche ganze, grammatikalisch richtige Sätze beinhaltet. Folglich sollen Comics, WhatsApp- und Facebook-Nachrichten, in Stichworten geschrieben und versehen mit zahlreichen Emojis, nicht im Fokus stehen. Lesen sollte als Unternehmensphilosophie in eine Schule integriert und entsprechend gelebt werden.

9.1 Lesemethode

Auszubildende berichten oft, dass sie keine Lust zum Lesen haben und dann nebenbei Musik zur Entspannung hören. Lesen soll Freude bereiten und der zeitliche Aufwand sollte nicht umsonst sein. Dazu braucht es aus meiner Sichtweise gute Rahmenbedingungen, die jeder Leser/jede Leserin individuell für sich treffen muss. Sei es eine helle, ruhige, lärmfreie und stressfreie Umgebung zuhause bzw. im Garten oder eine zu beachtende Körperhaltung, welche die Motivation und Konzentration fördert.

Die Autorin Baumann (2011, S. 89) betont, dass die vier Leseformen (kursorisches, selektives, vergleichendes und vertieftes Lesen) mit den Lesetechniken zu verknüpfen sind. Denn mit den Lesetechniken kann das Schreiben, das Darstellen von divergenten Perspektiven, welche sich beim Lesen ergeben, gelingen.

Kursorisches Lesen – In der Recherchephase wird zum Thema nach geeigneten Texten bzw. Textteilen gesucht und eine erste Grobsortierung durchgeführt. Zunächst werden das Inhaltsverzeichnis, die Einleitung sowie die Zusammenfassung und der Abstract gelesen, um einen ersten Eindruck zu erhalten. Tabellen und Abbildungen können ergänzend über die Quintessenz von Texten informieren (vgl. Baumann, 2011, S. 87 f.).

Im Anschluss werden beim **selektiven Lesen** lediglich die relevanten Textpassagen bzw. die Kapitel hinsichtlich Kernaussagen rezitiert (vgl. Baumann, 2011, S. 88).

Beim **vergleichenden Lesen** wird nach Gemeinsamkeiten, Widersprüchen sowie verschiedenen Erkenntnissen von verschiedenen Autoren/Autorinnen in Texten gesucht und anschließend verglichen. Nun erfolgt ein vertieft studierendes Lesen, indem auserwählte Texte mehrmals gelesen und bearbeitet werden. Hierzu sind schriftliche Aufzeichnungen vorzunehmen (vgl. Baumann, 2011, S. 88 f.). „[...] Lesen hat zwingend etwas mit Schreiben zu tun" (Baumann, 2011, S. 89).

Abschließend erfolgt das **vertieft studierende Lesen**, d. h., die ausgesuchten Texte werden mehrmals gelesen und gezielt bezogen auf den Inhalt dokumentiert (vgl. Baumann, 2011, S. 88 f.).

9.2 Lese- und Lerntechnik

Die PQ4R-Methode ist eine häufig angewandte Lesetechnik in sechs Phasen, welche von Thomas und Robinson entwickelt wurde. Bei der Bezeichnung PQ4R handelt es sich um ein Akronym. Die Anfangsbuchstaben stellen englische Begriffe dar, welche die jeweilige Phase bzw. den jeweiligen Schritt titulieren.

Preview (Vorprüfung, Vorschau) – Der Leser/Die Leserin versucht zunächst einen inhaltlichen Überblick zu erlangen, indem beispielsweise das Inhaltsverzeichnis, die Zusammenfassung, Abbildungen und Tabellen gesichtet werden. Texte können bereits schnell und überfliegend gelesen werden (vgl. Hochschuldidaktik, 2008, o. S.).

Questions (Fragen) – Dieser zweite Schritt wird beflügelt durch die Neugierde des Lesenden. Es werden Fragen formuliert, die durch das Thema aufgeworfen werden und eine Beantwortung verlangen (vgl. Hochschuldidaktik, 2008, o. S.).

Read (Lesen) – Nun wird der Text konsequent durchgearbeitet, indem die einzelnen Textpassagen explizit und konzentriert gelesen werden. Der Fokus ist stets auf die zuvor gestellten Fragen gerichtet, denn diese sind zu beantworten. Es können, aufgrund der intensiven Auseinandersetzung mit dem Text, auch neue Fragestellungen zutage treten. Bedeutende bzw. erhellende Passagen können gekennzeichnet und mittels Keywords (Schlüsselbegriffe) protokolliert werden (vgl. Hochschuldidaktik, 2008, o. S.).

Reflect (Nachdenken) – Beim vierten Schritt bringt der Leser/die Leserin das Verstandene nach eingehender, vertiefter Erarbeitung mit seinem/ihrem bisherigen Wissen in Zusammenhang. Es können Assoziationen und Kernaussagen gebildet werden, welche es zu reflektieren, kritisch zu bewerten bzw. zu hinterfragen gilt (vgl. Hochschuldidaktik, 2008, o. S.).

Recite (Wiedergeben) – Jetzt sind die Hauptgedanken, bezogen auf die gestellten Fragen, mit eigenen Worten zusammenfassend zu beschreiben (vgl. Hochschuldidaktik, 2008, o. S.).

Review (Rückblick) – Beim sechsten und letzten Schritt ist nochmals der gesamte Kontext kritisch zu überprüfen. Im Anschluss sollte eine ergebnisorientierte Integration zum eigenen Wissen hergestellt werden (vgl. Hochschuldidaktik, 2008, o. S.).

Das Buch „Improving reading in every class“ schlägt Verfahren vor, mit denen nicht nur die grundlegenden Prozesse des Lesens vermittelt werden, sondern auch das Lesen in Fächern der High School gelehrt wird. Es werden Methoden für den Unterricht in Wortschatz, Verständnis und Problemlösung beschrieben. Ergänzend werden u. a. praktische Unterrichtsmethoden für Mathematik und Naturwissenschaft dargestellt.

Thomas, E. L. & Robinson, H. A. (1972). *Improving reading in every class.* Boston: Allyn & Bacon.

An der Gesundheits- und Krankenpflegeschule in Salzburg wird auch im Rahmen der Lernberatung die **PQRST-Lerntechnik** präferiert, welche die Auszubildenden insbesondere bei den Lern- und Gedächtnisleistungen unterstützen und ein kontextabhängiges Lernen ermöglichen soll. Diese fünfstufige Lernstrategie lässt sich hervorragend anwenden und kann neben der Sechsschritt-Lesetechnik von PFA-Auszubildenden subsidiär und ergänzend eingesetzt werden. In der zur Verfügung stehenden Zeit sollte eine effiziente Bearbeitung von Texten bzw. Informationen ermöglicht werden. Folglich widme ich mich im nachfolgenden Kontext der PQRST-Lerntechnik im Detail.

Preview – Zunächst schafft sich der/die Lernende einen Überblick. Er/Sie erfasst jene Kapitel, mit deren Inhalten es sich lohnt, sich vertiefter auseinanderzusetzen. Gleichzeitig kann ein Modell angelegt werden, in welches die Lerninhalte einzugliedern sind (vgl. Amann & Wipplinger, 2011, S. 64).

Question – Ähnlich der Lesetechnik in sechs Schritten wird eine Frage zu jeder Kapitelüberschrift formuliert. Grundsätzlich sind Formulierungen von Fragen beim Skizzieren bzw. Abfassen und beim Verarbeiten neuer informeller Inhalte von höchster Bedeutung. In der Folge können sie zur Verbesserung der Lern- und Gedächtnisleistungen beitragen (vgl. Amann & Wipplinger, 2011, S. 64 f.).

Read – Im Anschluss sollte das Kapitel gewissenhaft und gründlich durchgelesen werden. Die Fragestellung(en) gilt es gedanklich präsent zu halten, gerichtet auf den zentralen Aspekt einer Antwortbildung (vgl. Amann & Wipplinger, 2011, S. 65).

Self-Recitation – Die vierte Stufe ist gekennzeichnet durch das Wiederholen von elementaren Informationen bzw. Inhalten, soweit es eben möglich ist. Idealerweise sollte die Wiederholung verbal und laut vorgenommen werden. D. h., die Stufen Q sowie R können zur vertiefenden Informationsverarbeitung beitragen und Stufe S leitet an, die gespeicherten Inhalte abzurufen (vgl. Amann & Wipplinger, 2011, S. 65).

Test – Beim Testen werden die elementaren Inhalte nochmals in Erinnerung gerufen und Verknüpfungen bzw. Assoziationen hergestellt. Die Stufen S sowie T sind redundant zu absolvieren und zwar auf eine Art und Weise, in der auch die Testung bzw. Prüfung stattfindet (vgl. Amann & Wipplinger, 2011, S. 65).

9.3 Textreduktion

Wissenschaftliche Texte enthalten eine Vielfalt an Informationen. Die Reduktion auf das Wesentliche erfordert eine dynamische Form der Textaneignung und kann durch diverse Methoden des Zusammenfassens erfolgen (vgl. Stary, 2011, S. 76).

Für die Erstellung einer wissenschaftlichen Arbeit wäre es exzellent, alle Bücher, die notwendig sind, in der eigenen Privatbibliothek vorzufinden. Dies impliziert im Vorfeld, die Literatur auch zu finden und einen entsprechenden Ankauf vorzunehmen. Derartige Idealbedingungen bestehen selten und treffen oftmals selbst nicht bei Wissenschaftlern/Wissenschaftlerinnen zu. Unterstreichungen, Randbemerkungen, d. h. Abkürzungen zu Gliederungspunkten des Arbeitsplans, können in den eigenen Büchern vermerkt werden. Am Arbeitsplan selbst können handschriftliche Verweise zu einer bestimmten Literatur mit Seitenangabe gemacht werden. Beim späteren Schreiben kann dies hilfreich sein, um bestimmte Zitate oder Gedanken nachvollziehen zu können (vgl. Eco, 2010, S. 151).

Der selbe Autor ergänzt, dass die Anschaffung von eigenen Büchern, insbesondere von Primärquellen, eine angezeigte Investition ist. Unterstreichungen können dann sogar in verschiedenen Farben vorgenommen werden (vgl. Eco, 2010, S. 160).

An dieser Stelle gehe ich mit Eco konform. Ein weiteres Argument wäre, dass Auszubildende der Pflegefachassistenz eine geringe Anzahl von gedruckten Werken für die Anfertigung einer „Schriftlichen Arbeit im Fachbereich" benötigen und diese Bücher jederzeit verfügbar sein sollten. Ein pfleglicher Umgang mit der Literatur lässt nach Ausbildungsende einen Verkauf an Interessierte zu.

9.3.1 Methoden des Unterstreichens und das Formulieren von Randbemerkungen

Um gelesene Texte auf die wesentlichen Aussagen zu reduzieren, wird von den Lernenden aus Gewohnheit vornehmlich die Methode des Unterstreichens bzw. Hervorhebens durch bunte Textmarker präferiert. Oftmals ist zu beobachten, dass die markierten Textanteile überwiegen. Dieses Vorgehen erscheint illusorisch in Bezug auf eine Textreduktion und die Option auf Erfolg ist dadurch minimiert. Auszubildende sollten demnach Grundsätze haben, welche beim Unterstreichen anzuwenden sind. Diese gilt es im Unterricht entsprechend zu vermitteln.

Es gibt Menschen, welche einfach alles unterstreichen und dies käme einem Ergebnis gleich, als würden sie gar nichts unterstreichen. Ergänzend stellt der Autor Eco dar, dass bei ausgeliehenen Werken und seltenen Ausgaben mit besonderem Wert eine Unterstreichung nicht angebracht ist bzw. auf diese verzichtet werden muss. Fallweise können von bedeutungsvollen Seiten Kopien angefertigt werden, die ein Unterstreichen ermöglichen. Fotokopien sollten jedoch nicht zum Alibi avancieren und in eine Art Sammelrausch ausarten. Fotokopien müssen auch gelesen werden (vgl. Eco, 2010, S. 160 ff.).

Stary (2011, S. 77) gibt zum Unterstreichen folgende Tipps bzw. Empfehlungen an:

- Der Text sollte zunächst einmal zur Gänze gelesen werden und erst beim zweiten Lesedurchgang erfolgt ein Unterstreichen. Beim sofortigen Unterstreichen besteht die

Gefahr, dass Entscheidungen über die Bedeutung einzelner Beschreibungen getätigt werden, ohne den Gesamtzusammenhang zu kennen.
- Vorzugsweise sind Bleistift und Radiergummi zu verwenden, um eine Korrektur schnell zu ermöglichen.
- Unterschiedliche Wertungen können durch verschiedene Farben vorgenommen werden.

Eco (2010, S. 161) beschreibt, dass durch die Anwendung von Codes die Bedeutung von Aussagen zusätzlich bzw. anstatt von Unterstreichungen hervorgehoben werden können. Der Buchstabe W in Verbindung mit einem senkrechten Strich am Rand steht für eine „besonders wichtige Aussage". „Zit" signalisiert, dass an dieser Stelle ein Zitat steht, welches in die Arbeit zu übernehmen ist.

Im Gegensatz dazu können Randbemerkungen auch durch inhaltliches und logisches Gliedern sinnhaft vorgenommen werden. Beim **inhaltlichen Gliedern** werden Überschriften und Absätze hinsichtlich Kerngedanken geprüft und erfasst. Hierzu ist es ratsam, Leitwörter (Stichwörter aus dem Text oder selbst gewählte Schlüsselbegriffe) als Randbemerkung anzuführen. Das **logische Gliedern** charakterisiert die argumentative Funktion einer Textpassage. Hierzu werden am Rand Begründungen, Thesen, Verallgemeinerungen von Ergebnissen oder Schlussfolgerungen angemerkt (vgl. Stary, 2011, S. 77 ff.).

9.3.2 Exzerpt

Unter einem Exzerpt kann das auszugsweise Herausfiltern bzw. Herausschreiben von wesentlichen inhaltlichen Aspekten eines Textes verstanden werden (vgl. Stary, 2011, S. 82; Kruse, 2007, S. 183). „Hierbei kann es sich um wörtliche oder paraphrasierende (d. h. freie, nur den Sinn des Textes in eigenen Worten wiedergebende) Wiedergabe handeln. In der Regel werden beide Formen benutzt" (Stary, 2011, S. 82).

Kruse (2007, S. 183) betont, dass Exzerpte auch als sogenannte Leseprotokolle zu betrachten sind. Hierzu ist es notwendig, das Gelesene nicht nur zusammenfassend nachzuerzählen, sondern vor allem mit eigenen Gedanken zu kommentieren und entsprechend zu kennzeichnen. Beim späteren Schreiben kann dies dienlich sein. Es sollte erkennbar sein, was Autoren/Autorinnen geschrieben, aufgespürt, worauf sie hingewiesen, was sie nachgeprüft und interpretiert haben.

Für die Form des Exzerpts ist ein DIN-A4-Blatt zu empfehlen. Es kann handschriftlich oder mittels Datei am PC angelegt werden. Kruse (2007, S. 184 f.) gibt folgende zentrale Aspekte an, welche zu dokumentieren sind:

- Eine vollständige bibliografische Angabe der Literaturquelle erleichtert später die Zitation.
- Stichwörter bzw. Ordnungswörter können opportun sein, um Exzerpte zukünftig schnell den jeweiligen Kapiteln sowie Textpassagen zuzuordnen.
- Essenzielle Texte sollten als sinngemäßes (in eigenen Worten verfasstes) bzw. indirektes Zitat zusammengefasst sein.
- Wortwörtliche bzw. direkte Zitate, welche für das anschließende Schreiben relevant sind, können ebenso notiert werden.
- Eigene Gedanken und Kommentare sind zu formulieren.
- Seitenangaben zur Textquelle sind laufend vorzunehmen, damit bei Bedarf die Originalquellen nochmals betrachtet bzw. nachgelesen werden können.
- Auf Fotokopien können Textstellen mittels Textmarker hervorgehoben oder durch Randbemerkungen ergänzt werden. Dies ersetzt jedoch nicht eine Zusammenfassung anhand eines Exzerpts.

Notwendigerweise werden Exzerpte grundsätzlich unter dem Aspekt der Verwertbarkeit angefertigt. Vor allem betrifft dies Auszüge aus einer Grundsatzliteratur mit entsprechenden Sachgebieten, welche zweckdienlich für eine „Schriftliche Arbeit im Fachbereich" sein können. Eine Anführung des Datums und einer Blattnummer erleichtert die Zuordnung. Um Auszubildende der Pflegefachassistenz an diese Aufgabe behutsam heranzuführen, sollte vorab eine Literaturauswahl durch Lehrende erfolgen. Der Text sollte leicht lesbar und nicht mit zahlreichen Fremdwörtern bestückt sein. Für den Arbeitsauftrag und das erste Üben sind zwei Unterrichtseinheiten ausreichend. Im Anschluss sollte zur Ergebnissicherung ein Exzerpt (siehe Tabelle 6) als mögliche Lösungsvariante ausgeteilt werden.

Ordnungswort: Schreibjournal	Datum: 07.01.2019	Blatt Nr.: 1
Bibliografische Quellenangabe: Kruse, O. (2007). *Keine Angst vor dem leeren Blatt. Ohne Schreibblockaden durchs Studium.* Frankfurt: Campus.		
Welche Inhalte gehören in das Schreibjournal, Lerntagebuch bzw. Logbuch? Kann die Selbstreflexion durch ein Schreibjournal erhöht werden?		**Fragestellungen**
Aus den Hochschulen ist bekannt, dass Schreibjournale in halbprivater Textform zur Reflexion und Dokumentation von Lernerfahrungen verwendet werden. Dadurch kann es gelingen, insbesondere umfangreiche Prozesse einer Schreibarbeit gewinnbringend zu begleiten. Lernerfahrungen werden sprachlich abgebildet und reflektiert. Es gilt, wissenschaftliches Denken in das eigene Denken zu integrieren.		**Erkenntnisse**
„Lerntagebücher haben in der Regel die Funktion, eine Brücke zwischen wissenschaftlichen und persönlichen Ausdrucksformen zu bilden."		**Funktion S. 212**
Fragen mit späterer Antwortfindung sowie Thesen, Gedanken und Leitmotive Begebenheiten, welche persönlich berühren Aufschlussreiche Themen, die Interesse wecken Neue, unbekannte Begriffe und eine Ordnungsstruktur, welche sich für einen Text anbietet Titel einer Literatur, die es lohnt zu lesen Bezugsrahmen zwischen einzelnen Texten		**Inhalte**

Tab. 6: Exzerpt (Greil-Neuhofer, 2019)

Aufgrund des derzeitigen Erfahrungsrepertoires ist anzumerken, dass Auszubildende der Pflegefachassistenz kaum Exzerpte für das Schreiben der „Schriftlichen Arbeit im Fachbereich" verwenden. Dies mag einerseits am begrenzten Seitenumfang liegen und andererseits erfolgt die Zitation aus Zeitgründen direkt aus der Originalliteratur.

10. Schreiben (Greil-Neuhofer)

„Die Wissenschaftssprache ist eine Machtsprache [...]" (Wolfsberger, 2010, S. 112). Bei wissenschaftlichen Texten im deutschsprachigen Raum handelt es sich häufig um eine schwer verständliche Sprache und diese kann Distanz und Hierarchie im Diskurs schaffen. Fremdwörter, Schachtelsätze, immenser Abstraktionsgrad, ausgedehnte Passivkonstruktionen sowie schwer zu fassende Inhalte sind häufige Merkmale von wissenschaftlichen Texten. Diese Texte können insbesondere Angst vor dem Schreiben auslösen. Im Gegensatz dazu steht die englischsprachige Fachliteratur. Hier versuchen die Autoren/die Autorinnen auch den sogenannten Neuankömmling (Newcomer) zu begeistern (vgl. Wolfsberger, 2010, S. 112).

Fast alle geschriebenen Texte müssen einer Kritik standhalten. Folglich kann Schreiben mit einem Angstgefühl verbunden sein, da mit den Worten eine gewisse Verantwortung zu übernehmen ist. Dennoch ist es notwendig, sich genügend Freiraum für den Entwurf von Rohtexten zu geben. Rohtexte dürfen Fehler aufweisen. Vor allem muss der geschriebene Text noch keiner Beurteilung standhalten. Erst zu einem späteren Zeitpunkt gilt es, die Erstfassung zu überarbeiten. Idealerweise sollen zunächst Freunde um ein konstruktives Feedback gebeten werden. Den Betreuenden sollten nur präzise überarbeitete Texte zur Sichtung abgegeben werden (vgl. Wolfsberger, 2010, S. 174 f.). In Kapitel 11 wird die Betreuung der SAiFB durch Lehrer/innen der Gesundheits- und Krankenpflege detailliert beschrieben.

Wissenschaftliches Schreiben ist eine vielschichtige Angelegenheit und kann dennoch Schritt für Schritt erlernt werden. Dem notwendigen Mut, zunächst etwas Unperfektes zu schreiben, sowie geeigneten Schreibmethoden sollte genügend Raum gegeben werden (vgl. Wolfsberger, 2010, S. 145).

10.1 Genügend Zeitraum für die „Schriftliche Arbeit im Fachbereich“ schaffen

Schreiben funktioniert idealerweise in vielen kleinen Zeitfenstern. Die dafür notwendige Energie und Disziplin sollte aufgebracht werden. Nicht anfangen zu können, ein ständiger Aufschub und schlechtes Gewissen gleichen einer Selbstsabotage, welche keine Grenzen kennt. Eine Hauptursache für Schreibblockaden besteht auch am übertriebenen Anspruch an sich selbst. Möglicherweise ist das Thema zu weit gefasst oder die gewählte Literatur ist zu anspruchsvoll und folglich schwer bewältigbar. Ebenso kann auch die Aufgabenstellung unklar sein, indem diese nicht explizit definiert wurde. Hinter Schreibblockaden können auch Ängste stecken, welche für einen Aufschub von Schreibprojekten verantwortlich sind, Angst sich zu blamieren, zu scheitern oder auch Angst vor Kritik (vgl. Wolfsberger, 2010, S. 40 ff.).

Ein Verhalten, bei dem eine anstehende Aufgabe vorsätzlich hinausgezögert wird, kann synonym für eine Prokrastination stehen. Das heißt, um nicht anfangen zu müssen, wird eine halbe Stunde nach dem passenden Stift gesucht, das Handy durchgecheckt oder es werden soziale Medien, wie Facebook, genutzt und Kühlschrankfächer gereinigt. Auf Außenstehende wirkt dieses Verhalten bizarr und irrational. Die Fähigkeit zur Selbstkontrolle ist beeinträchtigt. Stress und mangelnde Produktivität können die Folge sein und sogar depressive Verstimmungen sind nicht auszuschließen. Ein ablenkungsarmes Arbeitsumfeld zu schaffen, ist der erste Schritt in die richtige Richtung und auch ein effektives Gegenmittel für das Aufschieben. Das eigene Arbeitsverhalten sollte besser strukturiert werden. Der Hang zur Prokrastination sollte jedoch in Anteilen akzeptiert werden, um es beim nächsten Mal besser zu machen (vgl. Schaarschmidt, 2019, S. 60–63).

Reading (2013, S. 10) rät, mit dem Schreiben bald zu beginnen, um für finale Revisionen sowie für eine Fehlerkorrektur genügend Zeit zu haben. Auch Änderungen durch entsprechendes Feedback vom Korrektor müssen noch rechtzeitig eingebunden werden.

Von einem geschilderten Erfahrungsbericht einer ehemaligen Auszubildenden war ich berührt und erschüttert zugleich. Aufgrund einer vorliegenden Legasthenie, welche sich bereits in der Kindheit manifestiert hatte und nicht durch eine individuelle Therapie bzw. Förderung begleitet wurde, erlebte sie stets eine negativ kritische Beurteilung von selbst geschriebenen Texten durch andere Personen. Der Leidensdruck war enorm. Sogar Pädagogen/Pädagoginnen verstärkten die Existenz dieser Problematik, indem sie eine Minderbegabung attestierten. Im Dialog konnten die Ängste offen und wertfrei geäußert werden. Durch die Bewusstmachung, das kreative Schreiben sowie die konstruktive Erarbeitung von Texten in Begleitung, insbesondere an Tagen der Schreibwerkstätte, konnten positive Schreiberfahrungen gemacht werden. An dieser Stelle ist auch die Nützlichkeit von Programmen zur Rechtschreib- und Grammatiküberprüfung zu erwähnen, welche für Menschen mit Legasthenie wertvoll sind. Hindernisse konnten überwunden werden und vor allem hatte die junge Frau Freude an der selbst erbrachten Leistung. Die Absolventin war stolz und die Gewissheit, etwas Besonderes geleistet und erreicht zu haben, bewirkte ein starkes Selbstvertrauen. Nicht unerwähnt soll bleiben, dass die Beurteilung der „Schriftlichen Arbeit im Fachbereich“ mit der Note „Sehr gut“ vorgenommen werden konnte.

10.2 Arbeitstechnische Voraussetzungen und Schreibmedium

Der Arbeitsplatz sollte ausreichend belüftet und vor allem störungsfrei sein, um Ablenkungen zu vermeiden. So kann über einen längeren Zeitraum konzentriert gearbeitet werden. Ein ausreichendes Platzangebot an Arbeitsfläche ermöglicht die Ablage von Arbeitsutensilien. Üblicherweise sollte die Nutzung des Arbeitsplatzes nur dem Autor/der Autorin vorbehalten sein (vgl. Brauner & Vollmer, 2008, S. 42).

Brauner und Vollmer (2008, S. 49 f.) geben an, dass ein Großteil der Arbeit in der eigenen Wohnung stattfindet und folglich eine gute Arbeitsatmosphäre zu schaffen ist. Im Einzelfall erfordert dies eine Umfunktionierung eines Raumes. Einflüsse, welche die Konzentration stören bzw. zur Ablenkung führen, müssen beseitigt werden. Motivierende Bilder an den Wänden und Blumen im Raum können ein entspanntes Ambiente schaffen. Ein Fenster am Arbeitsplatz ermöglicht neben der Frischluftzufuhr auch den nötigen Tageslichteinfall. Ebenso lassen sich Gedanken beim Blick aus dem Fenster besser ordnen. An Winterabenden sowie vor allem in langen Nächten sollte eine Stehlampe oder Tischleuchte als künstliche Lichtquelle genutzt werden und für ausreichendes Licht sorgen. Die Sitzmöbel und der Schreibtisch sollen ergonomische Aspekte berücksichtigen, um ein extensives Arbeiten zu ermöglichen.

Aber auch ein Hinausgehen in die Natur und den Schreibort in den Garten oder auf den Balkon zu verlegen, kann genügend Schwung ins Schreiben bringen. Neue Perspektiven werden aufgezeigt und dienen der geistigen Vorbereitung zum Schreiben (vgl. Wolfsberger, 2010, S. 167). „Manchmal braucht es einen außergewöhnlichen Schreibort, um etwas Außergewöhnliches zu schreiben“ (Wolfsberger, 2010, S. 168).

Für die vorliegende Buchpublikation nutzte ich zum Schreiben den Thermenaußenbereich eines bekannten österreichischen Kurortes in regelmäßigen Zeitabständen. Mit der Hand zu schreiben beflügelte den Gedankenfluss, welcher rasch zu Papier gebracht werden konnte. Zunächst wurden mittels Clustering zu einem Themenbereich Ideen gesammelt, welche für eine Textbearbeitung in Betracht gezogen wurden. Anschließend entstanden mittels erstellter und gesammelter Exzerpte die ersten Rohtexte, wobei ich gut funktionierende sowie schöne Schreibgeräte mit ideellem Wert nutzte. Mittels Farbfineliner erfolgten Anmerkungen und zweckdienliche Literaturhinweise. Ein Wechsel vom Personal Computer (PC) auf das Schreiben mit der Hand ermöglichte, okkasionelle Schreibprobleme aufzulösen. Vor diesem Hintergrund positiver Erfahrungen erlaube ich mir, dem Schreibmedium einige Gedanken im geschichtlichen Verlauf zu widmen.

Die Griechen verwendeten Papyrus, Pinsel und Tinte sowie eine mit einem Holzgriffel versehene Wachstafel zur Textaufzeichnung. Im Mittelalter hielt in Europa das Pergament Einzug. Es handelte sich hierbei um einen kostspieligen Stoff, welcher aus Rindsleder produziert wurde. Dieses wurde durch Papier ersetzt, das gut beschreibbar und auch günstiger in der Anschaffung war. Es ist in der Literatur belegt, dass das Papier bereits vor Christi Geburt in China erfunden wurde (vgl. Kruse, 2007, S. 52 f.). Alle Dokumente wurden mühsam von Mönchen sowie Priestern per Hand geschrieben. Klöster avancierten demnach im Mittelalter zu Horten des Wissens. Die normale Bevölkerung konnte damals weder lesen noch schreiben und oftmals bestimmte der Klerus, welche Informationen an den Großteil der Menschen ergingen. Mit Beginn des 15. Jahrhunderts erfolgte ein Wandel und in Städten etablierte sich das Bürgertum. Schulen sowie Universitäten wurden gegründet und folglich stieg auch die Nachfrage nach Literatur. Es entstanden weltliche Schreibstuben. Johannes Gutenberg gilt um 1448 als Erfinder des Buchdrucks mit beweglichen Metalllettern sowie der Druckerpresse und löste in der Folge in Europa eine Medienrevolution aus (vgl. Wissen.de, 2018, o. S.). Um 1830 ersetzte eine stabile Metallfeder die schräg angeschnittene Gänsekielfeder. Ende des 19. Jahrhunderts wurde das lästige Eintauchen in ein Tintenfass durch die Entdeckung des Füllfederhalters irrelevant. Etwa zeitgleich war die erfundene Schreibmaschine eine weitere Errungenschaft zur Textherstellung. Schreibkräfte eigneten sich ein Zehnfingersystem an, um die typografischen Möglichkeiten der Maschine gekonnt umzusetzen (vgl. Kruse, 2007, S. 53).

Für das Verfassen einer Arbeit ist heute der Einsatz eines PC unabdingbar. Seit Jahren nimmt Microsoft Office als Marktführer eine Quasi-Monopolstellung ein und gilt als äußerst bedienerfreundlich. Selbst wenn der Autor/die Autorin unzulänglich Schreibmaschine schreiben kann, gibt es keine geschwindere Möglichkeit, als die Texte direkt am Computer zu formulieren. Korrekturen und Überarbeitungen sind mühelos vorzunehmen (vgl. Brauner & Vollmer, 2008, S. 51 f.).

Es ist zu beobachten, dass es kaum Auszubildende gibt, welche kein Smartphone besitzen. Zum Leidwesen von Lehrenden werden diese oftmals, selbstverständlich unaufgefordert, im Unterricht benutzt. Natürlich können neue Technologien Lehrkräfte auch bei der Vermittlung von Lehrinhalten unterstützen und folglich Lernerlebnisse für Auszubildende schaffen. Hierfür bedarf es aber, den Einsatz gezielt zu steuern. An unserer Bildungseinrichtung werden zur elektronischen Datenverarbeitung (EDV) vier separate Unterrichtseinheiten angeboten. Es erfolgt eine Einführung ins Word und die Anwendung von Zeichen- und Absatzformatierungen wird hinreichend erklärt. Die richtige Nutzung von Tabulatoren und Tipps, wie Probleme behoben werden können, sind ebenso inhaltliche Schwerpunkte im Modul „Schriftliche Arbeit im Fachbereich". Übungen am PC vertiefen das Gelernte und eine erstellte Word-Vorlage sollte beim Schreiben eine Erleichterung bieten. Bei vorliegender Heterogenität der IT-Kompetenz erfolgt eine Adaptierung der Stunden nach oben und im Einzelfall wird auch eine Einzelbetreuung abgedeckt.

10.3 Schreibprozess

Effektives Schreiben gelingt nur mit einer klaren Ordnung und gedanklichen Kontrolle (vgl. Kruse, 2007, S. 44 f.). Wissenschaftliche Formulierungen sollen sachbezogen, objektiv, präzise, eindeutig und korrekt sein. Es ist auf Kürze und Prägnanz zu achten (vgl. Kühtz, 2012, S. 13).

„Kann ich denn das so schreiben?" oder „Darf eine Ich-Form verwendet werden?", diese Fragen begleiten fast jede „Schriftliche Arbeit im Fachbereich" und beziehen sich vor allem auf die sprachliche Ausdrucksweise und den Inhalt. Häufig besteht Unsicherheit, ob die Formulierungen zu unklar, schwerfällig oder monoton sind. Eine weitere Frage, die sich den Auszubildenden häufig stellt: „Entspricht die Ausdrucksweise überhaupt den Erwartungen bzw. Anforderungen?" Es hilft, wenn Lehrende eine Rückmeldung zur sprachlich-stilistischen Ausdrucksweise geben und Anmerkungen zur Rechtschreibung bzw. Grammatik vornehmen. Zudem sind die Arbeitsschritte oft unklar. Lehrende sollten über diese Phasen bzw. Schritte umfangreich informieren sowie entsprechend anleiten.

Kühtz (2012, S. 28 f.) betont, dass der fachliche Sachverhalt bei wissenschaftlichen Texten Priorität haben sollte und die Nennung der eigenen Person vermeidbar ist. Dennoch gilt kein generelles „Ich-Verbot" wie noch vor einigen Jahrzehnten. Es kann an bestimmten Textstellen, bei welchen der Verfasser/die Verfasserin für Lesende kommentiert, sogar sinnvoll und aufschlussreich sein, ein „Ich" zu verwenden.

10.3.1 Schreibphasen als fünf Arbeitsschritte nach Harald Schur

Der Autor Schur gibt die Schreibphasen als fünf Arbeitsschritte an, welche auch als Karten betrachtet werden können. Diese Karten lassen sich nicht voneinander trennen, sondern können weiter auseinander oder enger zusammen liegen. Einige Arbeitsschritte folgen erkennbar aufeinander oder überlappen sich. Im **ersten Arbeitsschritt** wird das Material gesammelt, geordnet bzw. strukturiert. Anhand der Thematik und den formulierten Fragestellungen wird eine Sichtung vorgenommen und die Ergebnisse werden analysiert. Hierbei kann eine Rekapitulation vom Exposé hilfreich sein. Das Vorbereiten von Tabellen, Abbildungen, Zeichnungen und Fotografien erfolgt im **zweiten Arbeitsschritt** und erleichtert dem/der Schreibenden während der Textverfassung das Übernehmen dieser bildlichen Elemente, ohne dass vom Schreiben selbst weggeführt wird. Der **dritte Arbeitsschritt** ist der Beginn des Schreibens. An dieser Stelle gilt es, ins Schreiben hineinzufinden, genügend Motivation und Schwung aufzunehmen. Die Klärung von Sachfragen und der Gehalt des Textes nehmen in dieser Phase die meiste Zeit in Anspruch. Für jeden Teil kann zunächst auch eine Skizze mit dem sogenannten „roten Faden“ (Gedankengang) formuliert werden. Idealerweise wird dann in einem Zug durchgeschrieben, ohne Verbesserungen vorzunehmen. Beim Schreiben ist noch nicht zwingend auf eine Reihenfolge der Texte zu achten. Diese erste Fassung ist nicht für die Öffentlichkeit vorgesehen und muss folglich auch nicht sprachlich genial sein. Beim **vierten Schritt** findet eine inhaltliche und sprachliche Überarbeitung statt. Die Aufmerksamkeit geht vom Klären von Sachfragen hin zu einer Optimierung der Darstellungsqualität (vgl. Schur, 2005, S. 14–19).

Erst in der **letzten Schreibphase** (fünfter Arbeitsschritt) erfolgt das endgültige Redigieren. Es wird folglich nochmals verbessert und überprüft. Nun gilt es zu evaluieren, ob der geschriebene Text angemessen dem Reglement in allen Einzelheiten entspricht. Das Zusammenschreiben ist dynamisch und komplex. Folglich kann der Schreibprozess nicht als eine Zusammensetzung von Einzelaktivitäten betrachtet werden. Ebenso ist zu betonen, dass ein voneinander getrenntes Abarbeiten nicht zielführend ist (vgl. Schur, 2005, S. 19 f.).

Im Modul „Schriftliche Arbeit im Fachbereich“ werden vor allem Kenntnisse zu den Schreibphasen nach Scheuermann detailliert vermittelt. Auszubildende berichteten in unterschiedlichen Situationen, beispielsweise in der Pause oder auf dem gemeinsamen Weg zum Unterrichtsraum sowie auch nach der Stunde, über die gewonnenen konstruktiven Anregungen zum Schreibdenken. Der individuelle und vielfältige Dialog, insbesondere über die Phase des Einstimmens und über die Entwicklung von Ideen, trug zur beiderseitigen Bereicherung bei. Eine wertschätzende, zielorientierte Arbeitsatmosphäre konnte darauf basierend aufgebaut und anschließend im Unterricht hergestellt werden.

10.3.2 Schreibdenken nach Ulrike Scheuermann

Scheuermann prägte 2009 den Begriff „Schreibdenken“ und entwickelte in weiterer Folge das Konzept und die Methode. Der methodische Ansatz inkludiert eine Verbindung von textlichen und bildlichen Darstellungen, wobei Kerngedanken herauszufiltern sind. Bei diesem Ansatz werden klassische Techniken (freies, kreatives Schreiben) mit Methoden, welche hilfreich erscheinen und auch psychologische Aspekte des Schreibens integrieren, verknüpft (vgl. Scheuermann, 2012, S. 18 f.). „Beim Schreibdenken gehen Schreiben und Denken eine schöpferische Verbindung ein“ (Scheuermann, 2012, S. 18).

Äußerst empfehlenswert ist die Bestsellerliteratur „Schreibdenken. Schreiben als Denk- und Lernwerkzeug nutzen und vermitteln“ von Ulrike Scheuermann. Sie ist Diplom-Psychologin, Sachbuchautorin, Rednerin und Coach. Dieser kleinformatige Schreibratgeber basiert auf Literaturrecherchen und trägt vor allem durch die von der Autorin beschriebenen jahrelangen Erfahrungen zum tiefgreifenden Verständnis bei. Die zahlreichen, anschaulichen Übungen, wie Freewriting, Schreibsprints sowie Denkbilder und -wege verleiten zum Ausprobieren und zur Integration in den Unterricht.

Scheuermann, U. (2012). *Schreibdenken. Schreiben als Denk- und Lernwerkzeug nutzen und vermitteln.* Opladen, Toronto: Barbara Budrich.

Wie bereits in der Einleitung erwähnt, bezeichnet „Schreibdenken [...] sowohl den Prozess des Weiterdenkens beim Schreiben als auch die Methode mit assoziativen, strukturierenden, reflektierenden, denk- und schreibfördernden, psychologisch reflektierenden sowie Text-Bild-integrierenden Techniken“ (Scheuermann, 2010; 2011, zit. aus Scheuermann, 2012, S. 18 f.).

Das Fundament für den Aufbau des Schreibprozesses nach Scheuermann bildeten klassische Modelle der kognitiven Schreibforschung von John Hayes und Linda Flower (1980), welche den Prozess in drei wesentliche Aspekte, das Planen, Formulieren sowie das inhaltliche und formale Revidieren, untergliederten. Hierbei wurden insbesondere Schreibaufgabe und -umgebung, Motivation sowie kognitive Prozesse neben Gedächtnis- und Überwachungsleistungen berücksichtigt. Auch das modifizierte Modell von Hayes (1996) fand entsprechende Beachtung (vgl. Scheuermann, 2012, S. 39 f.).

Scheuermann (2012, S. 41) gibt folgende sieben Phasen zum Schreibprozess an, welche im nachstehenden Kontext eingehend erläutert werden:

Phase 1 – Einstimmen
Phase 2 – Ideen entwickeln
Phase 3 – Strukturieren
Phase 4 – Rohtexten
Phase 5 – Reflektieren
Phase 6 – Überarbeiten
Phase 7 – Veröffentlichen

In der ersten **Phase des Einstimmens** geht es darum, dass sich Schreibende in eine entsprechende freudvolle Stimmung bringen und sich positiv auf einen erfolgreichen Schaffensprozess einstimmen. Dies sollte die einzelne Schreibeinheit sowie auch das Schreibprojekt als Ganzes betreffen. Die Fokussierung liegt beim Schreiben, indem innere Bilder zum Thema, zur Fragestellung/zu den Fragestellungen sowie mögliche Antworten in Betracht gezogen werden. Demnach hat das Schreibdenken bereits beim Einstimmen einen hohen Stellenwert. Es gilt, eine realistische und vor allem zeitliche Schreibstrecke der einzelnen Einheiten schriftlich zu planen (vgl. Scheuermann, 2012, S. 41 f.).

Wie bereits in Kapitel 10.2 dargestellt, ist der Schreibort individuell passend und störungsfrei zu wählen.

Ideen werden in der zweiten Phase, einer kreativen und assoziativen Schreibphase, schwerpunktmäßig **entwickelt** sowie dokumentiert. Danach erfolgt erst die Literaturrecherche und das Lesen von Texten. Das Schreibdenken sollte so oft wie möglich zur Anwendung kommen. Zur Dokumentation können Notizbücher oder Diktiergeräte zur Sprachaufzeichnung verwendet werden (vgl. Scheuermann, 2012, S. 42 f.).

Auszubildende der Pflegefachassistenz erhielten zu Beginn des Moduls „Schriftliche Arbeit im Fachbereich" ein Schreibtagebuch mit der Empfehlung, zunächst alles datiert zu dokumentieren bzw. aufzuzeichnen, was für die Arbeit als bedeutungsvoll erscheint. Zur Sprachaufzeichnung kann das Handy empfohlen werden, welches ohnehin stets mitgeführt wird. In Kapitel 10.6 erfolgt eine ausführliche Beschreibung zum Tagebuch.

Die **Textstrukturierung** erfolgt in der dritten Phase bzw. je nach Schreibtyp hauptsächlich erst im Verlauf bzw. am Schluss des Rohtextens. Die Gliederung des Schreibprojekts lässt den sogenannten „roten Faden" erkennen. Der Drauflosschreibende nimmt erst im Nachhinein eine Gliederung vor. Beim planenden Schreibtyp macht es durchaus Sinn, bereits einzelne Textabschnitte zu strukturieren. Erst dann beginnt das Schreiben (vgl. Scheuermann, 2012, S. 44).

Das **Rohtexten** selbst ist als fundamentaler Aspekt im Schreibprozess zu betrachten. Es ist in dieser Phase erforderlich, im Denk- und Schreibfluss zu bleiben. Eine zügige Textverfassung ohne jegliche Nach- bzw. Überarbeitung ist von Vorteil. Zum ersten Mal entsteht ein ausformulierter Text. Schreibende, welche bereits nach wenigen Sätzen eine Korrektur vornehmen, haben nicht den notwendigen Flow zum Schreiben und der Prozess kann als anstrengend und vor allem als freudlos erlebt werden. An dieser Stelle ist es ratsam, Zeichen einzufügen (? , *), welche charakterisieren, dass später inhaltlich nachzuarbeiten ist. Um die Motivation beizubehalten, werden idealerweise am Ende jeder Schreibeinheit bereits für die nachfolgende Einheit Stichwörter für den kommenden Einstieg zu Papier gebracht (vgl. Scheuermann, 2012, S. 45 f.). „Motivieren kann sich jeder nur selbst bzw. ich als Lehrerin kann und sollte Rahmenbedingungen für die Lernenden so setzen, dass sie sich intrinsisch motivieren können. Jeder Mensch hat andere Stärken und Schwächen, aber auch Motivatoren, welche es gilt so einzusetzen, dass persönliche Stärken gefördert bzw. ausgebaut werden können" (Greil-Neuhofer, 2006, S. 49).

Die Phase des **Reflektierens** benötigt ein geringes Zeitmanagement. Der Text sollte zunächst ruhen, maximal einige Tage. Oftmals klären sich Perspektiven und das Denken von Schreibenden. Chancen und Risiken von Texten werden leichter erkannt und folglich kann eine Nacharbeitung bzw. Überarbeitung starten. An dieser Stelle ist es auch ratsam, eine erste Rückmeldung von Kollegen/Kolleginnen oder Freunden/Freundinnen einzuholen (vgl. Scheuermann, 2012, S. 46 f.).

Scheuermann (2012, S. 47 f.) empfiehlt, die Durchgänge des **Überarbeitens** mit 40–50 % der gesamten Schreibzeit großzügig einzuplanen. Die Autorin argumentiert dies damit, dass Schreibende sich zu lange mit den ersten Schreibphasen beschäftigen und im Anschluss zu wenig Zeit für die Überarbeitung haben. Texte sind folglich unausgeführt und dies zeigt sich dem Leser/der Leserin. Im Idealfall wird in zwei bis vier Schritten (Gesamteindruck, Struktur und Inhalt, Schreibstil sowie Rechtschreibung und Zeichensetzung) redigiert (vgl. Scheuermann, 2012, S. 47 f.).

Die Phase der Publikation (Veröffentlichung) wird an dieser Stelle nicht beschrieben. Im nachfolgenden Kapitel werden die Schreibtypen dargestellt.

10.4 Schreibtypen

Es konnte in der mehrjährigen begleitenden Tätigkeit in verschiedenen Schreibwerkstätten beobachtet werden, dass Lernende bei der Realisierung einer Schreibarbeit inkomparabel vorgehen und sich oftmals des eigenen Handelns bzw. Tuns nicht bewusst sind. Vereinzelt besteht auch eine rigide Denkweise zur Thematik, wie ein Schreibprojekt zu funktionieren hat. Demnach ist es sinnvoll gegenzusteuern, die verschiedenen Schreibstrategien bzw. Schreibtypen im Unterricht zu lehren und in einer vertiefenden Phase zu festigen. Vor- und Nachteile sollen aufgezeigt werden.

Schreiben ist ein Prozess, welcher mit Kreativität eng verbunden ist und folglich auch nicht detailliert planbar sowie willentlich produzierbar ist. Zudem sind die Schreibstrategien von schulischer Prägung, von Neigungen bezüglich Denk- und Wahrnehmung und auch von der Schreibaufgabe abhängig. Schreiber/innen, welche zuerst Ideen sammeln, einen Plan erstellen und erst in weiterer Folge einen Text formulieren, werden als Top-down-Strategen/Strateginnen bezeichnet. Im Gegensatz dazu fangen die Bottom-up-Strategen/Strateginnen irgendwo an, schreiben einfach drauflos und generieren die Ideen beim Schreiben. Erst danach nehmen sie eine Gliederung vor, d. h. das Geschriebene wird geordnet bzw. strukturiert. Die Schreibforschung hat gezeigt, dass beide Formen eine Berechtigung haben (vgl. Kruse, 2007, S. 42 f.).

Schreibende sollen den Einfluss und die Wichtigkeit der eigenen Stärken bzw. Vorzüge, Aversionen sowie Ängste kennen, um sinnvoll gegensteuern zu können. Die Strategien lassen sich entsprechend der Aufgabenstellung und Zeitvorgabe modifizieren (vgl. Kruse, 2007, S. 44 f.).

Es ist ein Unterrichtsstil zu wählen, der die Entwicklung von Kreativität zulässt und innovatives Handeln fördert. Auszubildende der Pflegefachassistenz sind zu überzeugen, dass sie selbstbestimmend die Initiative ergreifen und neue sowie unerwartete Situationen versuchen zu meistern.

Die Autorin Scheuermann (2012, S. 52) gibt vier Schreibtypen mit deren Vor- und Nachteilen an und betont zugleich deren selbsterklärende Namen: Planende, Drauflosschreibende, Versionsschreibende und Patchworkschreibende.

Der **Planende** scheint zunächst zum Idealtypus zu gehören und nimmt erst eine Strukturierung vor, wenn die Gedanken im Kopf beinahe zur Gänze ausgefeilt sind. Dadurch erfolgt die Ausformulierung des Textes oft erst retardiert und verspätet. Neue kreative Ideen fließen kaum ein bzw. werden diese häufig nicht zugelassen. Als vorteilhaft erweist sich, dass Planende präzise Ziele haben. Im besten Fall sollten die Gliederungskompetenzen mit dem Schreibdenken fusionieren und die Phase des Rohtextens entschlossen und zeitig betrieben werden (vgl. Scheuermann, 2012, S. 52 f.).

Drauflosschreibende verfassen schnell erste, noch nicht strukturierte Rohtexte. Sie nutzen das Schreiben, um neue Ideen und Gedanken zu entwickeln und in den Text einfließen zu lassen. Implizites Wissen kann dadurch in optimaler Weise abgeleitet werden. Diese Form kann durch den frühzeitig produzierten Text eine Inspiration und Motivation für das Weiterschreiben bewirken. Drauflosschreibende verzetteln sich gerne und weichen vom Kernthema ab. Dadurch verlieren sie mitunter sogar den sogenannten „roten Faden". Eine Empfehlung wäre hier, das Schreibrepertoire mittels strukturierender Techniken zu erweitern und gewissenhaft anzuwenden (vgl. Scheuermann, 2012, S. 54 f.).

Perfektionisten neigen häufig zum **Versionsschreiben**, da sie den Text mehrmals tiefgreifend umformulieren und sogar neu verfassen. Folglich sind, betrachtet auf die gesamte Schreibzeit, genügend Zeitressourcen einzuplanen. Eine kontinuierliche Reflexion erscheint hilfreich zu sein, ob neue Textversionen wirklich noch sein müssen bzw. sinnvoll sind. Steht der Aufwand noch zum Nutzen des Schreibprojekts? Als vorteilhaft könnte sich erweisen, dass Versionsschreibende den Text unzensierter formulieren. So gelangen sie schrittweise zum Herzstück dessen, was es zu vermitteln gilt (vgl. Scheuermann, 2012, S. 56 f.).

Patchworkschreibende handeln nach dem Lust- und Ideenprinzip und schreiben gerne in Zeiteinheiten von geringem Ausmaß. Sie springen von einem Kapitel zu einem ganz anderen, folgen pragmatischen Erwägungen sowie auch ihren Gedankenverbindungen und der vorhandenen Schreiblust. Dadurch vermeiden Patchworkschreibende Widerstände, welche als Hintergrund von Denk- und Schreibblockaden zu betrachten wären. Wenn zu lange am

Stück gearbeitet wird, tritt eine dezente Abgeschlagenheit auf. Oftmals dient die Ausführung von Naheliegendem dazu, das Schwere, das wie ein gordischer Knoten wirkt, leichter werden zu lassen. Der gedankliche Tiefgang kann trainiert werden. Patchworkschreibende können den Überblick verlieren und stellen Inhalte mehrfach dar. Sie bemerken nicht, dass die selben Formulierungen bereits an anderer Stelle erläutert wurden (vgl. Scheuermann, 2012, S. 58 f.).

Die Mehrheit der Auszubildenden der Pflegefachassistenz lässt sich zu verschiedenen Kategorien gruppieren und nur wenige lassen sich klar einem Schreibtyp zuordnen. Wenn die Lernenden zu den unterschiedlichen Schreibtypen ausreichende Informationen erhalten, können die eigenen Stärken und Schwächen zum Arbeitsstil hinterfragt und andere Vorgehensweisen ausprobiert werden.

10.5 Schreibwerkstatt

An den stattfindenden Tagen der Schreibwerkstatt werden die jeweiligen PFA-Kurse von einem Tridem begleitet. Der/Die Modullehrer/in, der/die Germanistiker/in und der/die EDV-Referent/in unterstützen die Schreibenden bei der Erstellung der Arbeit. Die Anleitung zeichnet sich dadurch aus, dass auf unterschiedlichem Niveau im Rahmen der inneren Differenzierung zu interagieren ist. Ein zentraler Angelpunkt liegt in der Bestärkung des individuellen Ausdrucks und des treffenden Textens. Beim Zitieren und Bibliografieren wird auf die Umsetzung des Gelernten geachtet. Entsprechende Richtigstellungen können vor Ort vorgenommen werden. Eine sprachliche Überarbeitung und eine Verbesserung können ebenso in Anspruch genommen werden. Ein Korrektorat umfasst in der Regel die Rechtschreibung, Grammatik und Zeichensetzung. Sollte dies alleinig unzureichend sein, können auch Ausdruck und Stil modifiziert werden. Es gilt hierbei das Prinzip, so geringfügig wie möglich abzuändern und doch so viel, als notwendig erscheint. Ergänzend können auftretende Unsicherheiten bzw. Probleme bei der elektronischen Datenverarbeitung rasch behoben werden. Hervorzuheben ist, dass eine Schreibwerkstatt vor allem die gemeinsame innere Verbundenheit von Auszubildenden fördert und folglich als extrinsischer Motivator betrachtet werden kann. Eine gelingende, affirmative Interaktion zwischen Lehrenden und Schreibenden stellt eine unumstößliche Ressource dar, welche die Freude beim Schreiben erhöht. Die Hemmschwelle, Fragen zu stellen, sollte möglichst gering gehalten werden, denn so können Ängste bereits im Ansatz zerstreut werden. Durch eingehende Beobachtung sind Barrieren beim Texten frühzeitig wahrnehmbar. Es gilt, konkrete und einfache Ratschläge zu erteilen. Die erforderliche Energie für das Schreiben sollte nicht durch Misserfolgsgedanken verschwendet werden.

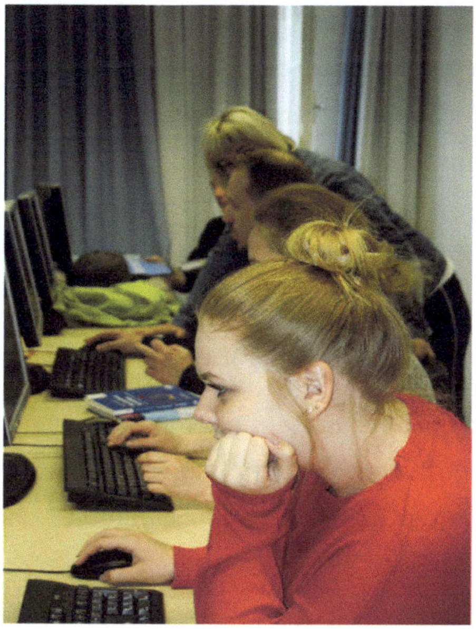

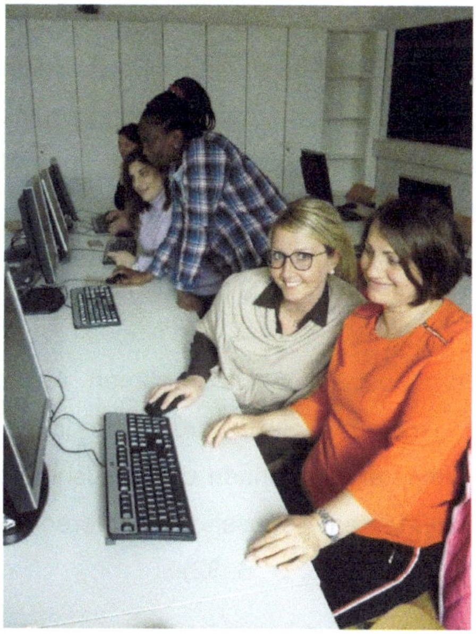

Abb. 5: Bilder aus der Schreibwerkstatt mit Auszubildenden der Pflegefachassistenz, 2019

10.6 Schreibtagebuch

Das Schreibtagebuch kann im Modul „Schriftliche Arbeit im Fachbereich" eine bereichernde Alternative zum Schreiben darstellen. Hierfür erscheint mir ein Heft mit dem Format DIN A6 (40 Blatt) als geeignet, welches stets mitgeführt werden kann. Gedanken, Ideen und Erfahrungen sind zeitnah zu dokumentieren. Eine persönlich gestaltete erste Seite mit einem Spruch, wie beispielsweise „Schreiben ist lustvoll und formt den Geist", und einem hübschen, anregenden Bild kann zum regelmäßigen Schreiben motivieren. Das Tagebuch kann ein loyaler Begleiter beim erfolgreichen Schreiben oder Lernen sein. Es ermöglicht eine Rückschau auf die eigene Schreib- bzw. Lerngeschichte. Der persönliche Stil der Aufzeichnungen steht im Vordergrund und folglich gibt es auch keine verbindliche Form einzuhalten. Hier gehe ich mit dem Autor Kruse konform. „Es gibt nicht die eine richtige Art, ein Schreibjournal zu führen" (Kruse, 2007, S. 30).

Kruse (2007, S. 211) erläutert, dass das Schreibjournal, Logbuch oder Lerntagebuch in den letzten Jahrzehnten besonders an Hochschulen zum Einsatz kommt, wobei die Textformen vor allem als „halbprivat" gelten. D. h., Teile der Aufzeichnungen können für Lehrende zugänglich sein, wobei entsprechende Angelpunkte konform zur Lehrveranstaltung, möglicherweise in Plattformen, anzukündigen sind.

Mit dem an die Auszubildenden der Pflegefachassistenz gestellten Anspruch, eigenverantwortlich und selbstbestimmend zu sein, führen diese die Schreibtagebücher privat. Dennoch wird im Modul „Schriftliche Arbeit im Fachbereich" vermittelt, welchen Zweck ein Schreibtagebuch erfüllen kann. Ebenso werden mögliche Inhalte illustriert, damit Lernende vernunftgemäß rezipieren bzw. reflektieren können. Skill Cards (siehe Abb. 7) werden von den Lehrenden bereitgestellt und können von den Lernenden praktisch genutzt werden.

Das Social-Profit-Unternehmen Abz*austria rät bei Lerntagebüchern zum Einsatz von sogenannten Skill Cards, wie in den nachfolgenden Abbildungen ersichtlich. Eigene Kompetenzen können durch ausgeteilte oder selbst gezeichnete Karten mit verbalisierten Begriffen am Tagesende illustrieren, welche Fähigkeiten eingesetzt und geübt wurden (vgl. Abz*austria, o. J., S. 32).

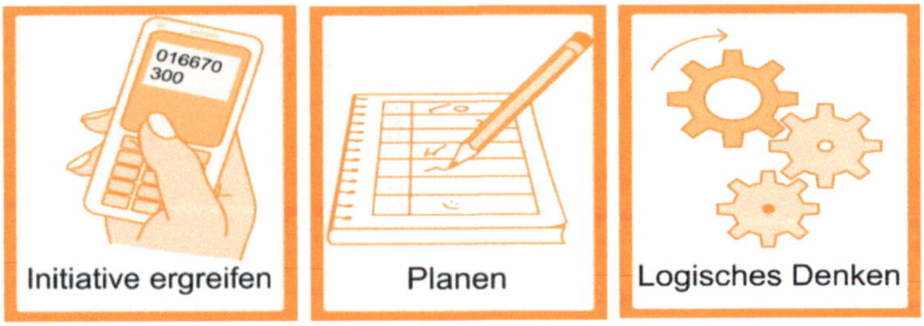

Abb. 6: Skill Cards (Abz*austria, o. J., S. 33)

Umfangreiche Schreibprojekte, Abschlussarbeiten oder Seminararbeiten können anhand eines Schreibjournals eine intensive Auseinandersetzung mit einem Thema dokumentieren. Fragen, Thesen, Ideen und Zusammenhänge sind Inhalte, welche es zu notieren gilt. Erlebnisse, die in einer besonderen Weise berührt haben, sowie neue, unbekannte Begriffe können aufgezeichnet werden. Auch Titel von Druckwerken, bei denen es sich lohnt, einen Einblick vorzunehmen, können darin festgehalten werden. Gliederungen, welche sich für einen Text eignen, sind ebenso zu registrieren (vgl. Kruse, 2007, S. 213).

Lathlean (2013, S. 109) stellt in einem Unterkapitel „Anticipating and preventing problems" dar, dass in ein Tagebuch auch Agenden bzw. Inhalte zu schreiben sind, die bei oder nach der Besprechung mit dem Supervisor/der Supervisorin bezugnehmend auf Projekte von

Evidence Based Practice sinnvoll erscheinen. Die einzelnen Kontakte sind mit Datum und Zeit festzuhalten. Ferner betont die Autorin, dass die professionelle Haltung zum Projekt und die Ernsthaftigkeit im Vorgehen aufgrund der Aufzeichnungen erkennbar ist.

Derartige Tagebuchinhalte wären für Fachhochschulen bzw. universitäre Ausbildungen geeignet, jedoch nicht für Ausbildungseinrichtungen der Pflegefachassistenz.

Mitschriften aus Vorlesungen gehören nicht in ein Schreibjournal, wohl aber Gedanken der Reflexion. Es können kritische Bemerkungen oder Fragestellungen, die sich im Anschluss einer Vorlesung ergeben, dokumentiert werden. Ein Übungsbuch des Denkens sollte es sein und frei von Aussagen anderer. Auch individuelle reflektierte Schreiberfahrungen können festgehalten werden, denn dies kann bei kontinuierlicher und längerer Führung zur Sicherheit im Schreibverhalten führen (vgl. Kruse, 2007, S. 31).

Dangers hat 2009 den Einsatz von Lerntagebüchern zum Thema Pflegeprozess in einem Kurs der Gesundheits- und Krankenpflegeausbildung im ersten Ausbildungsjahr eingeführt und mittels einer qualitativen Studie begleitet. Ein Ziel war es zu überprüfen, ob diese Methode einen nachhaltigen Lernerfolg im Sinne eines Praxis-Theorie-Transfers bewirken kann. Insgesamt wurden 14 Schülerinnen und zwei Schüler im Alter von 17 bis 23 Jahren während der 22 stattgefundenen Unterrichtsstunden aufgefordert, ein Lerntagebuch zu führen. Die Bedeutung von Lerntagebüchern wurde den Schülern/Schülerinnen vorab erklärt. Zum Abschluss jeder absolvierten Unterrichtseinheit standen 30 Minuten für einen Eintrag zur Verfügung. Die selbe Autorin (2009, S. 40) erteilte die Aufgabe, dass beim Verfassen des Textes folgende Blickpunkte zu berücksichtigen sind:

- Können theoretische Inhalte des Unterrichts mit erlebten Praxiserfahrungen assoziiert werden?
- Gibt es einen Widerspruch zwischen Theorie und Praxis? Kann ein Theorie-Praxis-Transfer hergestellt werden? Wo konnten Umsetzungsprobleme beobachtet werden? Was wurde im Praxisfeld als problematisch erlebt?
- Was konnte gelernt werden und welche Konsequenzen ergeben sich aufgrund der Divergenz zwischen Praxis und Theorie?

Dangers (2009, S. 41) bildete anhand einer qualitativen Inhaltsanalyse drei Hauptkategorien: „fehlende Transfers", „Herstellung eines Transfers" oder „am Arbeitsauftrag vorbei". Von insgesamt 68 Lerntagebüchern konnten 53 Einträge zur Kategorie „Herstellung eines

Transfers“ eruiert werden, wobei die einzelnen Einträge einen Qualitätsunterschied aufwiesen und folglich 35 Beschreibungen der Unterkategorie „Transfer ohne kritische Betrachtung“ zuzuteilen waren. 15 Lerntagebucheintragungen konnten der Unterkategorie „Transfer mit kritischer Betrachtung“ zugeordnet werden. Lediglich bei einer Schülerin erfolgte die Zuweisung in die Hauptkategorie „am Arbeitsauftrag vorbei“. Der Einsatz von Lerntagebüchern ist eine Unterstützungsmöglichkeit zur Schaffung eines Theorie-Praxis-Transfers und kann folglich angeraten werden. Lernende können sich verschiedener Erfahrungen bzw. Erlebnisse im Praxisfeld bewusst werden und tragen zu einer selbst gesteuerten Entwicklung von Lösungsstrategien bei (vgl. Dangers, 2009, S. 43). Eine Erklärungsmöglichkeit bzgl. des hohen Anteils des Transfers ohne „kritische Betrachtung“ liefert Dangers, indem sie unter anderem postuliert, dass Schüler/innen es nicht gewohnt sind, Formulierungen zum reflexiven Denken schriftlich vorzunehmen. Rechtschreibschwächen sowie Schwierigkeiten bei der Verbalisierung von eigenen Gedanken waren erkennbar (vgl. Dangers, 2009, S. 42).

Eine Förderung beim Schreiben können Lehrende auch mittels eines Praxistagebuches betreiben. Hier denke ich vor allem an Schüler/innen der dreijährigen Ausbildung der Gesundheits- und Krankenpflege zurück, bei welchen ich als Klassenvorstand mindestens drei Einträge je Praktikumseinsatz forderte. In den verpflichtenden individuellen Praktikumsnachgesprächen offerierte sich das Tagebuch als wertvolle Begleitung zur Reflexion. Einige schriftliche Darstellungen lieferten, positiv betrachtet, auch humoristische Glanzstücke.

Beim Schreiben einer schriftlichen Arbeit im Fachbereich kann es sinnvoll sein, KIs als unterstützende Tools zu verwenden. Die von ChatGPT erstellten Texte helfen, einen umgangssprachlichen Schreibstil zu vermeiden. Hierzu ist es zunächst notwendig einen vorhandenen Text einzugeben und diesen umformulieren zu lassen, wobei der ursprüngliche Sinn nicht verloren gehen darf. Diese KI kann auch verwendet werden, um Grammatik und Rechtschreibfehler zu korrigieren. Bei Bedarf kann der Text gekürzt oder erweitert werden. Sie ersetzen jedoch nicht das menschliche Können. Es ist bei der heutigen Informationsflut oftmals schwer, Fakten zu erkennen und sogenannten „Bullshit“ zu entlarven.

11. Künstliche Intelligenz (KI) (Greil-Neuhofer)

Künstliche Intelligenz (KI) bzw. die englische Bezeichnung Artificial Intelligence (AI) beschreibt Computersysteme, welche kognitive Fähigkeiten wie Lernen, Problemlösen und Entscheiden simulieren, jedoch keine eigenen Entscheidungen treffen. KI-Systeme lernen aus Datensätzen, um Muster zu erkennen, und optimieren sich durch Feedbackschleifen. Die Datenanalyse und die -modellierung sind folglich die Basis einer jeden KI (vgl. Mülleder, 2025, o. S.). Das digitale Zeitalter produziert eine allgegenwärtige, oft harte Feedback-Kultur, die Menschen ständig auf Erfolg prüft und dabei gnadenlos wirkt. Es begleitet uns überall und führt vermehrt zu Frustrationen und Misserfolgserlebnissen. Dies hängt damit zusammen, dass sich viele Kriterien des Erfolgs in der sogenannten „Cyber-Gesellschafft" verfestigt haben (vgl. Hecht, 2025, S. 25).

Im Alltag sind KIs bereits omnipräsent und werden beispielsweise bei Sprachassistenten (Siri, Alexa), Smart-Home-Geräten, Navigationssystemen zur Routenplanung sowie Onlineshopping und Werbung eingesetzt. Streamingdienste schlagen auf Basis von KI Filme oder Musik vor, die den Geschmack der Nutzer/innen treffen sollen. In Fahrzeugen sind Spurhalteassistenten, Notbremsassistenten sowie Totwinkelwarner als KI-gestützte Sicherheitsfunktionen im Einsatz. Chatbots, die Anfragen automatisiert beantworten und in der Folge Wartezeiten zu jeder Tageszeit reduzieren, sind häufig in Kundenservice-Portalen zu finden. KIs in Hotlines (sowie im Spamfilter von E-Mail-Anwendungen etc.) und in der Lebensmittelproduktion sowie in der Finanzbranche sind weitere nennenswerte Anwendungsmöglichkeiten (vgl. Heiwig, 2025, o. S.).

Beispielsweise funktionieren Fitbit-Armbänder als Schrittzähler sowie Pulsmesser und liefern zudem Informationen zur Schlafqualität und mehr. Sie bieten einen hohen Tragekomfort und avancierten zum modischen Accessoire.

Hecht (2025, S. 25) führt exemplarisch an, dass Amazon jeder Person den Verkaufsrang ihrer letzten Veröffentlichung anzeigen lässt. Aber auch das Prüfen von „Likes" bei Facebook oder von Google Analytics verdeutlicht, wie hoch der wöchentliche Traffic einer Website ist. Diese gesammelten Daten sind nicht ausschließlich deskriptiv, sondern gewinnen rapide eine normative Komponente. Personalisierte, individuelle Daten einer Person werden häufig mit denen anderer verglichen. Menschen sind bei all den „Virtuosen der Netzwelt" eher beim Verlierertyp als beim Gewinnertyp zu finden.

Ein Ausstieg aus der Quantifizierungsspirale ist möglich, indem der Mensch Mut aufbringt, jenseits digitaler Technologien auch ein Wohlgefühl in sich zu erkennen und zu internalisieren (vgl. Bernard, 2017, zit. aus Hecht, 2025, S. 26 f.). „Mehr auf sich selbst zu hören, mehr Eigensinn zu entwickeln – das ist der Weg, der aus dem metrischen Misserfolg führt“ (Bernard, 2017, zit. aus Hecht, 2025, S. 27).

Nicht nur der Werteverlust stellt ein Problem dar, sondern auch die Fülle an Daten, die zu filtern sehr schwierig ist. Die sozialwissenschaftliche Datenbank „ProQuest“ verzeichnet eine wachsende Menge an digitalen Serviceseiten. Bereits seit 1996 besteht ein Archiv an Websites und anderen digitalen Artefakten. Zusätzlich enthält die „Wayback Machine“ fast eine Billion Seiten mit digitalen Inhalten sowie Millionen Büchern und Audio-Dateien. Des Weiteren sind beinahe eine Million Softwareprogramme inkludiert. Es ist unmöglich, aus dieser Informationsvielfalt korrekte und faktische Daten von inkorrekten zu unterscheiden. Die Autoren Perlmutter (Physiker), Campbell (Philosoph) und MacCoun (Sozialpsychologe) zeigen nach zehn Jahren enger Zusammenarbeit auf, wie es Menschen ermöglicht werden kann, gute Entscheidungen für ihren Alltag zu treffen. Dabei gilt es komplexe und widersprüchliche Informationen zu filtern. Im „Big Ideas Course“ an der Universität Berkeley unterrichteten sie Studierende multidisziplinär in all den Ideen, Tools und Ansätzen, die die Natur- und Sozialwissenschaften zum Weltverständnis zu bieten haben. Am Ende des Kurses waren die Studierenden in der Lage, ihre Recherchen zu optimieren sowie Informationen und Expertisen gekonnter einzuordnen. Es galt zahlreiche Probleme zu lösen und dabei vernünftige Entscheidungen zu treffen (vgl. Perlmutter; Campbell; MacCoun, 2024, S. 13 ff.).

Abbildung 8 zeigt aktuelle Erkenntnisse zum KI-Universum von Vollmer und Pandey auf, die die Vielschichtigkeit von KIs inklusive der gesellschaftlichen Auswirkungen betonen. In der sich entwickelnden Landschaft der künstlichen Intelligenz ist es entscheidend, das komplexe Ökosystem zu verstehen, welches das KI-Universum definiert.

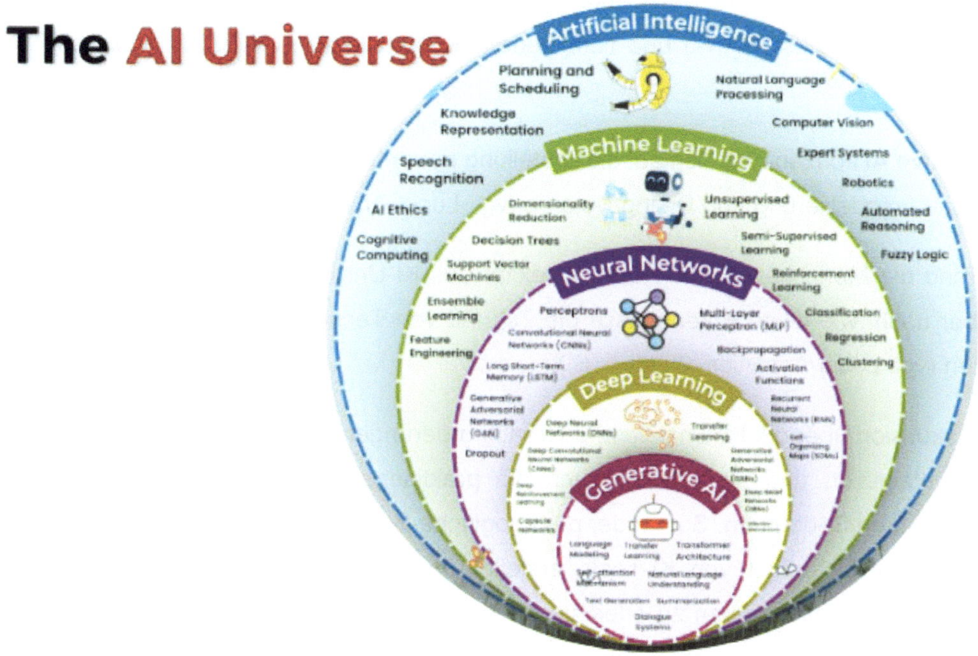

Abb. 8: Embracing the AI Universe: Insights and Innovation (Vollmer & Pandey, 2025, o. S.).

Künstliche Intelligenz (Artificial Intelligence, AI) bezeichnet Systeme, die Aufgaben ausführen und hierfür die menschliche Intelligenz benötigen. Beispielsweise zählt dazu die natürliche Sprachverarbeitung (Natural Language Processing, NLP), welche es Maschinen ermöglicht, die menschliche Sprache zu verstehen und entsprechend darauf zu reagieren. Gleichzeitig sorgt die KI-Ethik für eine verantwortungsvolle Entwicklung und Nutzung von KI-Systemen. Des Weiteren simuliert die kognitive Informatik menschliche Denkprozesse (vgl. Lucid-Analytics, 2024, o. S.).

Maschinelles Lernen (ML) ist ein Teilgebiet der KI, konzentriert sich auf eine datengesteuerte Entscheidungsfindung und umfasst als Schlüsselkonzept eine Dimensionsreduktion sowie, unbewachtes und bestärkendes Lernen (vgl. Lucid-Analytics, 2024, o. S.).

Inspiriert vom menschlichen Gehirn sind neuronale Netze (**Neural Networks**) für fortschrittliche KI-Funktionen unerlässlich. Für die visuelle Datenverarbeitung stehen Convolutional Neural Networks (CNNs) und Recurrent Neural Networks (RNNs) für die sequenzielle Datenanalyse zur Verfügung (vgl. Lucid-Analytics, 2024, o. S.).

Deep Learning untersucht Netzwerke mit mehreren Schichten und inkludiert Generative Adversarial Networks (GANs) und tiefe neuronale Netzwerke (vgl. Lucid-Analytics, 2024, o. S.).

Generative AI konzentriert sich auf die Erstellung neuer Inhalte und umfasst dabei Konzepte wie Sprachmodellierung und Dialogsysteme (vgl. Lucid-Analytics, 2024, o. S.).

Während die Menschen durch die Komplexität des KI-Universums navigieren, denken sie darüber nach, wie diese Erkenntnisse die Zukunft von Technologie und Innovation prägen können (vgl. Lucid-Analytics, 2024, o. S.).

Die Diskussion über die Potenziale und Herausforderungen der Künstlichen Intelligenz wird immer intensiver, und so gewinnt auch die praktische Umsetzung im Bildungsbereich zunehmend an Bedeutung. So hat der pädagogische Beirat für digitale Bildung in Wien eine umfangreiche Übersicht von KI-Tools erstellt, um den Einsatz dieser Technologien im Schulalltag für Schüler/innen zu erleichtern und sinnvoll zu gestalten. Der Einsatz von KIs kann Chancen mit sich bringen sowie neue Möglichkeiten eröffnen. So können Lerninhalte individuell auf die Bedürfnisse der Lernenden zugeschnitten werden, indem automatisierte Prozesse bei der Bewertung oder der Unterrichtsvorbereitung unterstützen. Es wird darauf hingewiesen, dass auf den Datenschutz und die Privatsphäre zu achten ist. Der/Die User/in ist für sämtlichen In- und Output verantwortlich. Folglich gilt es zu beachten, welche Daten von KI-Tools erfasst und wie sie weiterverarbeitet werden (vgl. PB, 2024, S. 1 f.).

Empfehlenswert ist die Sammlung „50 empfehlenswerte KI-Tools für den Unterricht in der APS“ (Allgemeines Projekt Schule), die dabei helfen kann, die Chancen zu nutzen, die die Digitalisierung bietet.

PB. (Pädagogischer Beirat für digitale Bildung in Wien). (2024). *50 empfehlenswerte KI-Tools für den Unterricht in der APS.* [WWW-Dokument]. Verfügbar unter: https://www.bildung-wien.gv.at/dam/jcr:e2306c42-985f-404f-913d-6a55910c635b/50%20KI%20Tools_FINAL.pdf [Datum des Zugriffs: 07.09.2025].

Da sich die Ausbildung in der Gesundheits- und Krankenpflege stets weiterentwickelt, müssen sich auch die Pädagogen/Pädagoginnen entsprechend anpassen und vor allem innovativ sein, um die Auszubildenden effektiv auf ihre beruflichen Rollen vorzubereiten. Prompt-Engineering bietet einen elementaren Ansatz, um das Potenzial generativer KIs zu nutzen und interaktive, personalisierte sowie effektive Lernumgebungen zu schaffen. So können reichhaltige und adaptive Lernerfahrungen gefördert werden, die die Auszubildenden sowohl fesseln als auch herausfordern. Die Wirksamkeit KI-generierter Inhalte hängt maßgeblich von der Klarheit, Spezifität und Relevanz der verwendeten Eingabeaufforderungen ab. Dies erfordert ein Verständnis dafür, wie KIs Eingaben interpretieren und darauf reagieren. Durch Klarheit, Engagement und Ausrichtung auf Bildungsziele ermöglicht es Prompt-Engineering den Pädagogen/Pädagoginnen, die Lehrmethoden zu verbessern, um die Auszubildenden sowie Studierenden auf die Komplexität der modernen Gesundheitsversorgung vorzubereiten. Die kontinuierliche und iterative Überarbeitung von Strategien für das Prompt-Engineering kann die Möglichkeiten generativer KIs voll ausschöpfen, um das Verständnis zu vertiefen, Interaktionen zu bereichern und Lernerfahrungen individuell anzupassen. Die Integration dieser Technologien und Strategien in den kompetenzbasierten Bildungsrahmen ermöglicht den Pädagogen/Pädagoginnen in der Pflege den Übergang zu dynamischeren, immersiveren und zentrierteren Lehrmethoden für Auszubildende und Studierende der Gesundheits- und Krankenpflege. Diese Strategie erhöht nicht nur die Effektivität des Lernens, sondern befähigt die Auszubildenden und Studierenden auch, sich in einer zukünftigen, zunehmend von generativen KI-Technologien geprägten Gesundheitslandschaft zurechtzufinden. Es kann sichergestellt werden, dass sie auf die sich entwickelnden Anforderungen ihres Berufes vorbereitet sind (vgl. Sun, 2024, S. 299).

Im März 2025 wurde in der Schule für Gesundheits- und Krankenpflege an den Salzburger Landeskliniken eine Fortbildung im Ausmaß von acht Stunden mit dem Titel „KI in a box – Grundlagen und Anwendung inklusive Workshop“ angeboten. Hierbei erwarben Pflegepädagogen/Pflegepädagoginnen folgende Kompetenzen:

- *Grundlagen und Funktionsweisen von KI-Systemen*
- *Potenziale und Herausforderungen in der Nutzung von KI-Systemen*
- *Einsatzmöglichkeiten von KI-Systemen für die Lehre*
- *Modelle zur Integration von KI-Systemen in die persönliche Lehrpraxis*
- *Theorie und Anwendung von Prompting-Techniken in textgenerierenden KIs*
- *Theorie und Anwendung von KI-Tools in den folgenden Bereichen: Textgenerierung, Präsentationserstellung, Erstellung von Audio-, Grafik- und Videomedien, Erstellung individualisierter Chatbots, Literaturrecherche und -zusammenfassung.*

Ziele der Fortbildung sind, dass Pflegepädagogen/Pflegepädagoginnen die grundlegenden Konzepte, Funktionsweisen und technischen Grundlagen von KI-Systemen verstehen. Des Weiteren konnten Chancen und Risiken der KI-Nutzung im Bildungskontext differenziert bewertet werden. Dies zeigt sich ansatzweise in der Vorbereitung und Durchführung des Unterrichts, indem individuelle Konzepte zur sinnvollen Integration von KI-Tools entwickelt wurden. Im Workshop konnten auch grundlegende Prompting-Techniken zur effektiven Nutzung von Text-KI-Systemen wie ChatGPT erprobt werden.

Zum Abschluss dieses Kapitels soll exemplarisch aufgezeigt werden, wie Künstliche Intelligenz – konkret das Modell ChatGPT von OpenAI – im Bildungskontext praktisch eingesetzt werden kann. Ein Auszubildender in der Pflege nutzte das KI-System zur Unterstützung beim Schreiben einer schriftlichen Arbeit im Fachbereich. Ziele waren eine Literaturrecherche zum Thema chronischer Schmerz zu betreiben und einen geschriebenen Text hinsichtlich Schreibstil zu optimieren.

Fragestellung: **Hallo, kannst Du mir bitte für den chronischen Schmerz eine aktuelle Literatur empfehlen?**

Antwort: Gern. Für chronische Schmerzen gibt es aktuelle Übersichtsarbeiten und Leitlinien, die hilfreich sein können. Hier sind einige verlässliche Optionen, die du dir ansehen könntest: Leitlinien und Übersichtsartikel: Cochrane-Reviews zu Schmerzmanagement, z. B. zu medikamentösen Therapien, nicht-pharmakologischen Ansätzen und multimodalen Programmen. American College of Physicians (ACP) Leitlinien zur Behandlung von chronischem nicht-kleinem Gelenkschmerz/Schmerzmanagement. NICE-Leitlinien (UK) zu chronischem Schmerz und ganzheitlicher Behandlung. Wichtige Themen, auf die aktuelle Literatur häufig eingeht: multimodale Schmerztherapie (Kombination aus Physio- und Psychotherapie sowie medikamentöser Behandlung). Nicht-pharmakologische Ansätze: Bewegungstherapie, kognitive Verhaltenstherapie, Achtsamkeit/Mindfulness, Entspannungstechniken. Medikamentöse Optionen: Analgetika (z. B. Paracetamol, NSAR), gelegentlich Antidepressiva/Antikonvulsiva bei neuropathischen Schmerzen, aber immer individuell prüfen. Neuromodulation, Injektionen, Interventionen bei bestimmten Schmerzformen. Selbstmanagement-Programme und Patientenedukation. Was ich konkret empfehlen kann:

1. Suche aktuelle Cochrane-Reviews zu deiner spezifischen Schmerzform (z. B. Rückenschmerz, neuropathischer Schmerz, Fibromyalgie).
2. Prüfe die neuesten ACP-/NICE-Leitlinien zu chronischem Schmerz sowie jüngste Meta-Analysen zu wirksamen Therapien.
3. Wenn du mir sagst, unter welcher Art von Schmerz du leidest (z. B. Kopf-, Rücken- oder Gelenkschmerzen, neuropathische Schmerzen, Fibromyalgie) und in welcher Region dieser auftritt, kann ich dir gezielter aktuelle und passende Quallen nennen.

Hinweis: Ich kann dir keine ärztliche Diagnose oder individuelle Therapie ersetzen. Wenn du akute oder stark belastende Schmerzen hast, wende dich bitte an eine medizinische Fachperson. Möchtest du, dass ich gezielt nach Literatur zu einer bestimmten Schmerzform suche und aktuelle Quellen (Jahre 2020–2024/2025) zusammenstelle? Wenn ja, nenne bitte die Schmerzform und dein Land.

Fragestellung: **Kannst Du mir diesen Text optimieren?**

Emotionale Bewertung des chronischen Schmerzes, das was meist als Schmerz definiert wird, sind emotionale Reaktionen. Dieses Verhalten wird schon in frühen Kindheitstagen erlernt und der Mensch speichert dieses Verhalten ab. Stürzt ein Kind und verletzt es sich, wird es sofort von den Eltern in den Arm genommen und getröstet. Die schmerzende Stelle wird berührt, so wird schon die erste Schmerzlinderung erzielt. Diese Erfahrung im Umgang mit Schmerzen hat einen besonders hohen Stellenwert, wenn es darum geht, Menschen mit chronischen Schmerzen zu begleiten (vgl. Kröner-Herwig, 2017, S. 4).

Antwort: Gern. Hier eine optimierte, flüssigere Fassung:

Emotionale Bewertungen von chronischen Schmerzen sind eng mit emotionalen Reaktionen verbunden. Dieses Verhalten wird bereits in der Kindheit erlernt und gespeichert: Wenn ein Kind stürzt und sich verletzt, trösten die Eltern es, berühren die schmerzende Stelle – oft mit schneller Linderung. Solche frühen Erfahrungen prägen, wie Menschen später mit Schmerzen umgehen. Daher spielt die emotionale Begleitung eine zentrale Rolle in der Betreuung von Menschen mit chronischen Schmerzen (vgl. Kröner-Herwig, 2017, S. 4).

Wenn du willst, passe ich Stil, Länge oder Zitationsweise weiter an.

ChatGPT-4o liefert Ideen, Erklärungen und dient als Schreibhilfe. Mit Perplexity kann Literatur recherchiert werden. Wenn Lehrende die zahlreichen Tools einer KI verstanden haben, können sie das Verständnis von KI-Tools nicht mit Fachwissen gleichsetzen. Dennoch können sie einschätzen, ob das Vorliegende eine redliche und anständige Arbeit ist, sowie zwischen Expertise und Pseudoexpertise unterscheiden. Es ist notwendig, die Chancen von KI im Blickfeld zu haben, aber auch die Risiken. Es bestehen stets eine gewisse Abhängigkeit und ein Plagiatsrisiko. Ferner müssen Fehlerquellen gekonnt ausgeschlossen werden. Insbesondere ist den Auszubildenden ein theoretischer Hintergrund zu vermitteln. Erst dann soll ein „learning by doing" stattfinden, wie beispielsweise beim Schreiben einer schriftlichen Arbeit im Fachbereich. Natürlich werden verschiedene KIs längst in zahlreichen Unterrichtsfächern genutzt.

Im nächsten Kapitel wird die Betreuung bei der SAiFB durch Lehrende dargestellt.

12. Betreuung der SAiFB durch Lehrer/innen der Gesundheits- und Krankenpflegeschule (Greil-Neuhofer)

Laut § 48 der Pflegeassistenzberufe-Ausbildungsverordnung (siehe Kapitel 2) erhalten Auszubildende bei der Erstellung der „Schriftlichen Arbeit im Fachbereich" eine methodisch-fachliche Unterstützung und Anleitung durch Lehrende der Gesundheits- und Krankenpflege.

Lathlean (2013, S. 109) beschreibt, dass Ängste und Nervosität bestehen können, wenn Angelegenheiten und Dinge gegenüber dem Supervisor/der Supervisorin bzw. dem Tutor/der Tutorin zu besprechen bzw. zu begründen sind. Aufgrund der Erfahrung weiß er/sie jedoch, wie schwer es sein kann, nach wissenschaftlichen Richtlinien zu arbeiten.

Es gilt, eine gute Gesprächsbasis zum Betreuer/zur Betreuerin herzustellen. An unserer Bildungseinrichtung erfolgt die Themenzuteilung in einer Teambesprechung anhand der Expertise von Lehrenden zu thematischen Bereichen und weiters wird deren Anstellungsausmaß berücksichtigt. Die Kontaktart ist vor allem persönlich, kann aber auch via E-Mail oder bei kleineren Anliegen telefonisch erfolgen. Einen Sprach- und Videoanruf über Skype betrachte ich als weitere Perspektive, welche zukünftig eine Berechtigung darstellen könnte. Die Termine sind mit dem Betreuer/der Betreuerin individuell zu vereinbaren, wobei die Zeitdauer im Protokoll festzuhalten ist. Der Erstkontakt stellt eine Ausnahme dar, denn diese Zusammenkunft mit den Betreuenden wird für alle

Auszubildenden verpflichtend mit Datum und Uhrzeit vorgegeben. Ein Betreuungsprotokoll wurde konzipiert, damit der Entwicklungs- bzw. Arbeitsprozess der „Schriftlichen Arbeit im Fachbereich" nachvollziehbar ist. Einträge können zum Feedback und zu Unterstützungsimpulsen erfolgen, welche mit dem/der Auszubildenden vereinbart werden. Die Gestaltung der Rückmeldungen hängt natürlich davon ab, wie weit der Text schon verfasst wurde. Auch Themen, welche einen möglichen Klärungsbedarf haben, können schriftlich dokumentiert werden.

Das Betreuungsprotokoll wird von dem/der Auszubildenden und der Lehrperson unterzeichnet, um eine Verbindlichkeit für beide Seiten sichtbar zu machen. Über eine elektronische Lernplattform wird das Verlaufsblatt mit sämtlichen Terminen zur „Schriftlichen Arbeit im Fachbereich" (Exposéabgabe, verpflichtender Erstkontakt, Termine der Schreibwerkstatt, Abgabe der SAiFB, Termin der Notenbekanntgabe und Vorgehen bei einer notwendigen Nachbearbeitung) kundgegeben.

In der Fachliteratur „How to write your Nursing Dissertation" beschreibt die Autorin Lathlean, dass neben der Beratung in einem persönlichen Gespräch von Angesicht zu Angesicht, vor allem bei gegebener geografischer Distanz, einer E-Mail oder einem Telefonat der Vorzug zu geben ist. Auch ein multimedialer Austausch wäre als weitere Option in Betracht zu ziehen. Die Kontaktherstellung sollte frühzeitig und vor allem aus Eigeninitiative heraus erfolgen. Dadurch wird dem Betreuenden gezeigt, dass der/die Studierende begierig ist, rechtzeitig zu beginnen und dass einer erfolgreichen Betreuungsbeziehung nichts entgegensteht. Wie häufig ein Kontakt notwendig ist und welche Schwerpunkte beim jeweiligen Treffen zu besprechen sind, wird durch gegenseitige Erwartungen beeinflusst. Ohne Wahrnehmung der Betreuungstermine ist die Chance, eine gute Note zu bekommen, gering (vgl. Lathlean, 2013, S. 108 f.).

Eco (2010, S. 30) präzisiert weiter, dass eine „gute Arbeit" schrittweise mit dem Betreuer/der Betreuerin zu besprechen ist. Jene Arbeiten, welche im letzten Moment geschrieben werden, zwingen den Betreuenden zur hastigen Durchsicht. Daraus resultieren vielfach unerfreuliche Ergebnisse, sowohl für den Kandidaten, aber auch für den Betreuenden selbst.

Dem Autor kann ich an dieser Stelle nur beipflichten. „Wie oft muss eine Lehrperson sich mit dem geschriebenen Text in allerletzter Minute auseinandersetzen?" Eine realistische Bearbeitungszeit sollte den Lehrenden während der gesamten Betreuungsperiode eingeräumt werden. Ebenso ist es zu erwarten, dass Auszubildende der Pflegefachassistenz lernen, die hierfür notwendige Eigenverantwortung zu übernehmen und entsprechend organisiert zu handeln. Manchmal müssen Auszubildende angehalten werden, ihr Zeitmanagement zu überprüfen. Betreuende sollten dies freundlich, aber vehement einfordern. Die Sachlichkeit in der Kommunikation muss gewährleistet sein. Es ist sinnvoll, sich mit vorschnellen Äußerungen zurückzuhalten und behutsam zu agieren. Der/Die Auszubildende sollte zu Wort kommen, wobei Lehrende gut zuhören und die eigene Meinung nur dann einbringen sollen, wenn diese begründet und fundiert ist. Für Lehrende gehört Höflichkeit und Taktgefühl sowie die Bereitschaft zur Toleranz, mit der nötigen Wahrung von Nähe und Distanz, zur pädagogischen Grundhaltung.

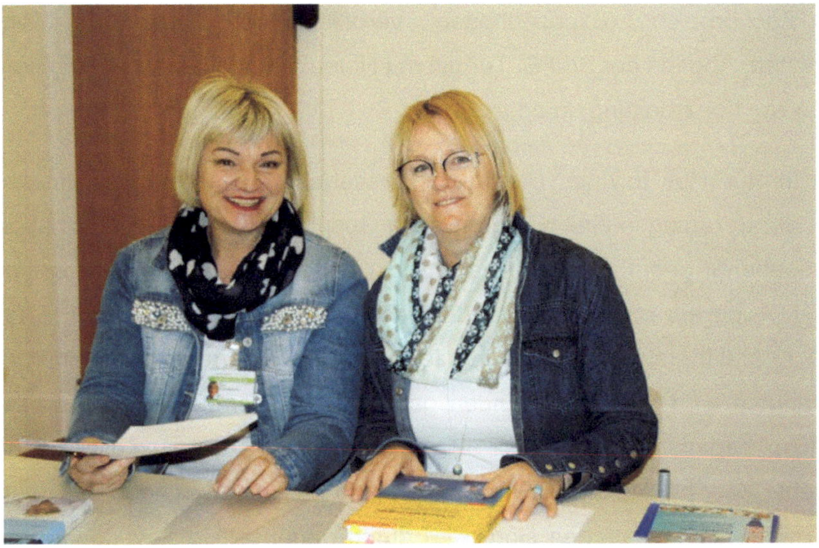

Abb. 9: Betreuung der SAiFB durch Mag. Gertrude Greil-Neuhofer, MSc, mit einer Auszubildenden der Pflegefachassistenz (2019)

Kruse (2007, S. 252 ff.) betont, dass für ein konstruktives Feedback Regeln einzuhalten sind, indem ein klarer Rahmen für die jeweiligen Rückmeldungen vorhanden und bei diesen Positives voranzustellen ist. Subjektive Formulierungen des/der Betreuungslehrenden erlauben, einen Dialog über den Text zu führen. Diese signalisieren den Auszubildenden, dass es auch andere Sichtweisen und Meinungen gibt, ohne auf einem Urteil zu beharren. Idealerweise sind die genauen Textstellen zu benennen und globale Aussagen erübrigen sich dadurch. Dem Gegenüber ist die Möglichkeit einzuräumen, das gegebene Feedback anzunehmen oder eben nicht. Ein Nachfragen zum gelesenen Text bzw. wie dieser auf den Betreuer/die Betreuerin wirkt, sollte stets gewährleistet sein.

Reading (2013, S. 10) betont, dass Freunde sowie Familienmitglieder eine Hilfe sein können. Insbesondere können Peers (Kommilitonen) bei den verschiedenen Aufgabenstellungen entgegenkommend sein und für einen regen Erfahrungsaustausch sorgen. Wesentliche Aspekte können im persönlichen Diskurs oder über E-Mail erläutert werden.

Im Arbeitskontext kann das Kollegium in emotional schwierigen Betreuungssituationen unterstützend sein. Aber genauso profitabel erscheint mir der Erfahrungsaustausch auf einer hierarchiefreien Ebene.

Mit der **kollegialen Fallberatung** können, in vertraulicher Atmosphäre, alle betreuenden Lehrpersonen voneinander profitieren. Voraussetzung hierfür ist eine Freiwilligkeit an der Teilnahme und eine Kommunikation auf Augenhöhe. Denn nur so kann ein Einlassen auf die Situation erfolgen und können Ratschläge bzw. Lösungsstrategien angenommen werden. Es wird ermöglicht, neue Ideen und Perspektiven zu schaffen. Ein ruhiger, störungsfreier Raum mit einer Sitzanordnung im Kreis und ein ausreichendes Zeitmanagement pro Termin sorgen für gute Rahmenbedingungen. Die Termine sollten in regelmäßigen Abständen wahrgenommen werden (vgl. Klusmann & Waschke, 2018, S. 87).

Klusmann und Waschke (2018, S. 87 f.) geben folgende Kriterien an, welche für den Ablauf einer kollegialen Fallberatung bedeutsam sind:

- Rollenverteilung (Moderation, Fallerzählende, Teilnehmende mit Beratungsfunktion und Protokollant)
- Spontane Fallschilderung mit einer formulierten Schlüsselfrage
- Methodenauswahl (Brainstorming oder Resonanzrunde) mit anschließender Beratung durch das Kollegium
- Ein Feedback durch den Fallerzählenden

Beratungsgespräche können für die beruflichen Herausforderungen von Lehrenden der Gesundheits- und Krankenpflege in der Betreuung von „Schriftlichen Arbeiten im Fachbereich“ gewinnbringend genutzt werden. Der/Die Modulverantwortliche lädt die Lehrer/innen zur kollegialen Fallberatung ein und übernimmt auch die Moderation. Zur guten Arbeitsatmosphäre können Getränke, Obst und, verzeihen Sie mir, definitiv auch kalorienträchtige Kuchenstücke beitragen. Ein Spruch, wie etwa „Miteinander, Nebeneinander, Füreinander“, kann als Leitgedanke das hierarchiefreie Gemeinsame auch plakativ widerspiegeln. Es hat sich gut bewährt, dass nach der Fallschilderung zunächst eine Resonanzrunde erfolgt. Teilnehmende erläutern möglichst spontan, wie die Schilderung erlebt wurde und welche Assoziationen sowie Gedanken diese bei ihnen ausgelöst haben. Empathisches Verhalten vermittelt dem/der Fallerzählenden eine entsprechende Resonanz und Anteilnahme. Erst im nächsten Schritt fordert der Moderator/die Moderatorin die Teilnehmenden zur Findung und Übermittlung von Lösungsstrategien auf. Des Weiteren können auch Fragen vom Modulverantwortlichen an die Teilnehmenden gestellt werden, unter anderem ob das Reglement der Zitation sowie der Umgang mit KIs ausreichend im Unterricht gesichert wurden oder ob noch eine Wissensvertiefung bzw. -erweiterung stattfinden sollte. Der/Die Protokollierende ist für die Niederschrift und anschließende Abspeicherung im richtigen EDV-Pfad verantwortlich.

13. Beurteilung (Greil-Neuhofer)

In Österreich sind Lehrende der Gesundheits- und Krankenpflege bei der Leistungsfeststellung und -beurteilung der „Schriftlichen Arbeit im Fachbereich“ an die rechtlichen Bestimmungen gebunden, welche bereits in Kapitel zwei beschrieben wurden. Damit kann eine Rechtssicherheit hergestellt werden und folglich können vergleichbare Bedingungen für alle Auszubildenden der Pflegefachassistenz geboten werden. In der Pflegeassistenzberufe-Ausbildungsverordnung sind die Noten nicht ausdifferenziert und deshalb wurde das Schulunterrichtsgesetz (SchUG) zur detaillierten Beschreibung herangezogen.

Im SchUG § 18 Abs. 3 ist verankert, dass Lehrende die Schulleistung mit fünfstufigen Ziffernnoten zu beurteilen haben. Unter Berücksichtigung des gegebenen Unterrichtsstandes sind die Selbstständigkeit der Arbeit, die Lehrstofferfassung und -anwendung, die Aufgabendurchführung zu den essenziellen Lehrplanbereichen sowie die Eigenständigkeit der Lernenden zu bewerten. Die fünf Notenstufen (Sehr gut, Gut, Befriedigend, Genügend, Nicht genügend) werden in der Verordnung über die Leistungsbeurteilung (§ 14 Abs. 1) definiert, welche jedoch als abstrakt erscheinen und Interpretationsspielräume zulassen (vgl. Schmidinger, 2012, S. 11).

Das Rechtsinformationssystem des Bundes (RIS) weist im konsolidierten Bundesrecht (Fassung vom 15.05.2019) folgende Beschreibungen aus:

> *§ 14 (2) Mit „Sehr gut" sind Leistungen zu beurteilen, mit denen der Schüler die nach Maßgabe des Lehrplanes gestellten Anforderungen in der Erfassung und in der Anwendung des Lehrstoffes sowie in der Durchführung der Aufgaben in weit über das Wesentliche hinausgehendem Ausmaß erfüllt und, wo dies möglich ist, deutliche Eigenständigkeit beziehungsweise die Fähigkeit zur selbständigen Anwendung seines Wissens und Könnens auf für ihn neuartige Aufgaben zeigt.*
>
> *(3) Mit „Gut" sind Leistungen zu beurteilen, mit denen der Schüler die nach Maßgabe des Lehrplanes gestellten Anforderungen in der Erfassung und in der Anwendung des Lehrstoffes sowie in der Durchführung der Aufgaben in über das Wesentliche hinausgehendem Ausmaß erfüllt und, wo dies möglich ist, merkliche Ansätze zur Eigenständigkeit beziehungsweise bei entsprechender Anleitung die Fähigkeit zur Anwendung seines Wissens und Könnens auf für ihn neuartige Aufgaben zeigt.*
>
> *(4) Mit „Befriedigend" sind Leistungen zu beurteilen, mit denen der Schüler die nach Maßgabe des Lehrplanes gestellten Anforderungen in der Erfassung und in der Anwendung des Lehrstoffes sowie in der Durchführung der Aufgaben in den wesentlichen Bereichen zur Gänze erfüllt; dabei werden Mängel in der Durchführung durch merkliche Ansätze zur Eigenständigkeit ausgeglichen.*
>
> *(5) Mit „Genügend" sind Leistungen zu beurteilen, mit denen der Schüler die nach Maßgabe des Lehrplanes gestellten Anforderungen in der Erfassung und in der Anwendung des Lehrstoffes sowie in der Durchführung der Aufgaben in den wesentlichen Bereichen überwiegend erfüllt.*
>
> *(6) Mit „Nicht genügend" sind Leistungen zu beurteilen, mit denen der Schüler nicht einmal alle Erfordernisse für die Beurteilung mit „Genügend" […] erfüllt.*

Die „Vorgabe einer kriterialen, also inhaltlichen bzw. sachlichen Bezugsnorm […] für die Leistungsbeurteilung durch das SchUG kann für sich gut argumentiert werden" (Schmidinger, 2012, S. 11). Die Note sollte folglich den Grad der Zielerreichung ausdrücken. Im Vergleich dazu wird die inhaltliche Fremdbestimmung des Unterrichts sowie des Lernens dadurch noch bestärkt. Eine Selbstkontrolle bzw. Selbstbeurteilung ist in den rechtlichen Bestimmungen zur Leistungsbeurteilung nicht vorgesehen. Die Beurteilung geht durch Lehrende als Fremdkontrolle vonstatten (vgl. Schmidinger, 2012, S. 11 f.).

Bei der individuellen Bezugsnorm wird der individuelle Lernfortschritt bewertet. Insbesondere zu Beginn eines Unterrichtsgegenstandes und in heterogenen Klassen, in welchen differenziert unterrichtet wird, können positivere Auswirkungen erzielt werden (vgl. Jürgens, 2003; Sacher, 2009, zit. aus Schmidinger, 2012, S. 12). Häufig wird die soziale Bezugsnorm der Leistungsbeurteilung zugrunde gelegt anstelle der inhaltlichen bzw. sachlichen Bezugsnorm. Die Hauptkritik an den Noten kann folglich auch durch das Vorherrschen der sozialen Bezugsnorm argumentiert werden. Durch einen getrennten Mess- und Beurteilungsvorgang sollen die Beurteilungen möglichst objektiv sowie valide sein. Dies entspräche dem Bewertungsstandard der pädagogischen Diagnostik. Die Leistungsbeurteilung ist folglich ein zweiphasiger Prozess, welcher aus der Leistungsfeststellung (Messvorgang – Erhebung des Wissens- bzw. Kompetenzstandes der Lernenden) und der Leistungsbeurteilung (Notenvergabe – Subsumption der erhobenen Leistung unter Noten) besteht. Die Feststellung der Mitarbeit, mündliche Prüfungen bzw. Übungen, schriftliche Tests, Schularbeiten, Diktate sowie praktische und grafische Leistungsfeststellungen sind Verfahren, welche in der Schulverordnung taxativ zur Leistungsfeststellung angeführt sind (vgl. Schmidinger, 2012, S. 13 f.).

Alle angeführten Formen, außer der Feststellung der Mitarbeit, ermöglichen nur im Einzelnen entsprechende Überprüfungen der Lernergebnisse. Schüler/innen lernen demnach ohne Zweifel Inhalte und Kompetenzen für einen gewissen Zeitpunkt bzw. Fälligkeitstermin, um diese im Anschluss wieder zu vergessen. Hier kann nicht von einer Nachhaltigkeit des Lernens ausgegangen werden (vgl. Schmidinger, 2007, zit. aus Schmidinger, 2012, S. 14).

Leistungsfeststellungen sind Instrumente von summativen Evaluationen und können anhand quantitativer und qualitativer Beschränkungen die formativen didaktischen Funktionen der Beurteilung nur ungenügend erfüllen (vgl. Schmidinger, 2012, S. 15). „Dafür sind in der Leistungsbeurteilungsverordnung zusätzliche „Informationsfeststellungen“ als in den Unterricht integrierte, lernbegleitende formative Evaluationen vorgesehen, für die es keine weiteren Regelungen gibt“ (Schmidinger, 2012, S. 15). Sie sollten den Lernenden als auch den Lehrenden die erforderlichen Rückmeldungen sichern und wären demnach einflussreiche diagnostische Elemente der angedachten beurteilungsfreien Unterrichts- und

Lernphasen. Eine effektive Selbststeuerung und Selbstkontrolle beim Lernen könnte dadurch ermöglicht werden (vgl. Schmidinger, 2012, S. 15).

Zu den alternativen Formen der Leistungsbeurteilung zählen u. a. verbale Beschreibungen in Berichtsformen und Pensenbüchern (sogenannte Rasterzeugnisse), in welchen festgelegte Beurteilungskriterien anhand von Skalen bewertet werden. Zeugnisse können so informativer gestaltet und die Berichts- und Rückmeldefunktion verbessert werden (vgl. Schmidinger, 2012, S. 43).

Alternative Formen der Leistungsbeurteilungen sind:

> *[...] unterrichtliche Methodenarrangements bzw. Lernumgebungen, die – so weit wie möglich – selbstbestimmtes und eigenverantwortetes Lernen der SchülerInnen an authentischen Lernaufgaben anregen und unterstützen. Ein wesentlicher Teil ist eine reflexive Praxis, in der die SchülerInnen selbst ihr Lernen und ihre Lernergebnisse qualitativ bewerten und dazu vielfältige Rückmeldungen erhalten. Diese dienen auch der kommunikativen Validierung der Beurteilungen. Die Produkte, die als Lern- und/oder als Reflexionsergebnisse entstehen, dokumentieren die erbrachten Leistungen* (Schmidinger, 2012, S. 44).

Von Saldern (2011) spricht sich mit Argumenten des Wegfalls von Problemen explizit gegen die Notenvergabe aus. Unter anderem könnten auch Gruppenarbeiten als Leistungsnachweise dienen, welche den Lehrenden die erforderliche Freiheit für den Einsatz offener Unterrichtsformen ermöglichen. Demnach wäre ein ganzheitliches Lernen in den Schulalltag integrierbar (vgl. Thonhauser, 2012, S. 79). Es wird darauf verwiesen, dass Staaten, welche in PISA erfolgreich sind, auch alternative Formen der Leistungsfeststellung und Leistungsrückmeldung berücksichtigen. Fachliche Themen und auch außerfachliche Kompetenzen mit den dazugehörenden Anforderungen können in sogenannten Kompetenzrastern systematisiert werden. Individuelles Lernen wird transparent und eindeutig strukturiert. Im Gegensatz zu den Noten gibt das Raster Lehrenden und Lernenden einen steten Überblick über den eigenen Lernstand (vgl. Thonhauser, 2012, S. 80).

Der von Saldern eingeschlagene Weg (Zusammenhang von Bildung und Leistung, einer Unterscheidung von Performanz und Kompetenz, Lernzielediskurs, Taxonomien, Bildungsstandards), aber auch der Hinweis, dass nicht alle Probleme durch die Übernahme von Kompetenzmodellen lösbar sind, erfährt in der Erziehungswissenschaft überwiegend

Akzeptanz. Thonhauser kritisiert u. a. die verwendeten Begriffe von Leistungsfeststellung, -bewertung und -beurteilung, ohne dass im Vorfeld festgelegt wurde, was unter Leistung im schulischen Kontext gemeint ist. Es wäre zu präzisieren gewesen, welche Bedeutung qualitativen (Inhalt, Schwierigkeit, Exklusivität) und quantitativen Aspekten (Zeitausmaß, Anstrengungsgrad) dabei zukommt (vgl. Thonhauser, 2012, S. 80).

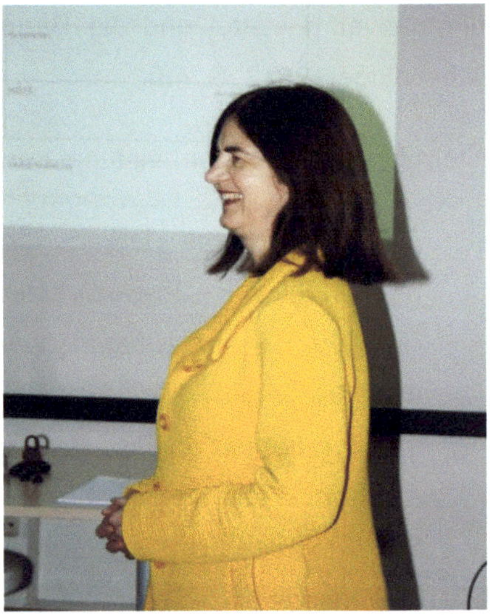
Abb. 10: Christine Szekeres, MSc, bei der Präsentation der Beurteilungskriterien (2019)

In einer Arbeitsgemeinschaft wurden die Beurteilungskriterien der „Schriftlichen Arbeit im Fachbereich" bereits 2017 gemeinsam entwickelt und im Rahmen der Schreibwerkstatt für die Auszubildenden offengelegt und erklärt. Die inhaltlichen, formalen und sprachlichen Kriterien sind im Beurteilungsblatt detailliert und folglich auch verbindlich beschrieben, welche im Anhang B einzusehen sind. Die zu erreichenden Punkte werden mit dem Notenschlüssel entsprechend ausgewiesen. Lernende erhalten eingehende Informationen über ihre Zielerreichung und den Notenschlüssel. Es ist anzumerken, dass im Beurteilungsblatt derzeit nur das Fundamentum ausgewiesen ist. Im Sinne der inneren Differenzierung wäre das mögliche Additum in der Arbeitsgemeinschaft SAiFB noch zu formulieren.

Mögliche Additumsziele wären:

Auszubildende

- formulieren eine komplexe Fragestellung.
- verwenden Literatur mit bezugswissenschaftlichen Quellen, mehr Beiträge aus Fachzeitschriften und/oder englische Quellen.
- nehmen zu den Kernaussagen kritisch Stellung und können verschiedene Kernaussagen aus mehreren Literaturquellen kritisch gegenüberstellen.
- argumentieren differenzierter.

Wer dieses Buch gelesen hat, sollte die darin aufgezeigten Inhalte als sportlichen Ehrgeiz betrachten, Auszubildende beim Schreiben der „Schriftlichen Arbeit im Fachbereich" kompetent und vor allem mit Spaß an der Sache zu begleiten.

Literaturverzeichnis

Abz*austria. (Hrsg.). (o. J.). *Meine Lerntagebuch.* [WWW Dokument]. Verfügbar unter: http://www.abzaustria.at/expertise/publikationen-broschueren-folder/lerntagebuch [Datum des Zugriffs: 19.02.2019].

Amann, G. & Wipplinger, R. (2011). *Abenteuer Psyche.* Wien: Wilhelm Braumüller.

Balzert, H.; Schröder, M.; Schäfer, C. (2013). *Wissenschaftliches Arbeiten. Ethik, Inhalt & Form wiss. Arbeiten, Handwerkszeug, Quellen, Projektmanagement, Präsentation.* (2. Aufl.). Dortmund: W3L.

Baumann, M.-C. & Nänny, M. (2013). Gute Manieren I: Bibliografieren und zitieren. In Panfil, E.-M. (Hrsg.). (2013). *Wissenschaftliches Arbeiten in der Pflege. Lehr- und Arbeitsbuch für Pflegende.* (2. Aufl.). (S. 255–265). Bern: Hans Huber.

Baumann, M.-C. (2011). Lesen, lesen und nochmals lesen. In Panfil, E.-M. (Hrsg.). (2011). *Wissenschaftliches Arbeiten in der Pflege. Lehr- und Arbeitsbuch für Pflegende.* (1. Aufl.). (S. 85–98). Bern: Hans Huber.

BMBWF. (Bundesministerium für Bildung, Wissenschaft und Forschung). (2018). *Leseförderung – Literacy.* [WWW Dokument]. Verfügbar unter: https://bildung.bmbwf.gv.at/schulen/unterricht/ba/literacy.html [Datum des Zugriffs: 28.11.2018].

BMBWF. (Bundesministerium für Bildung, Wissenschaft und Forschung). (2018). *Lesekompetenzen-Unterrichtsprinzip-Leseerziehung.* [WWW Dokument]. Verfügbar unter: https://bildung.bmbwf.gv.at/schulen/unterrichtuek/lesen.html [Datum des Zugriffs: 28.11.2018].

BMB. (Bundesministerium für Bildung). (2016). *Grundsatzerlass Leseerziehung.* [WWW Dokument]. Verfügbar unter: https://bildung.bmbwf.gv.at/schulen/unterricht/prinz/leseerziehung_ge.pdf?61edl1 [Datum des Zugriffs: 28.11.2018].

BMBF. (Bundesministerium für Bildung und Frauen). (2013). *Prototypische Aufgaben – Lesekompetenzen.* [WWW Dokument]. Verfügbar unter: https://bildung.bmbwf.gv.at/schulen/unterricht/uek/lesen_pb_25723.pdf?61ebv4 [Datum des Zugriffs: 28.11.2018].

BMUKK. (Bundesministerium für Unterricht, Kunst und Kultur). (2013). *Auszug Lesekompetenzen aus der Kompetenzenlandkarte für Unterrichtsprinzipien und Bildungsanliegen.* [WWW Dokument]. Verfügbar unter:

https://bildung.bmbwf.gv.at/schulen/unterricht/uek/lesen_kl_25721.pdf?61ebv5 [Datum des Zugriffs: 28.11.2018].

Bundesgesetzblatt (BGBl). Teil II, 301. Verordnung. (31. Oktober, 2016). *Pflegeassistenzberufe-Ausbildungsverordnung (PA-PFA-AV).* Bundesgesetzblatt für die Republik Österreich.

Brauner, D. J. & Vollmer, H.-U. (2008). *Erfolgreiches wissenschaftliches Arbeiten. Seminararbeit, Bachelor-/Masterarbeit, (Diplomarbeit), Doktorarbeit.* Sternenfels: Wissenschaft & Praxis.

Buzan, T. & Buzan, B. (2017). *Das Mind-Map-Buch. Die beste Methode zur Steigerung ihres geistigen Potenzials.* (Ins Deutsche übersetzt von Bauer, M.). (2. Aufl.). München: Münchner Verlagsgruppe.

Dangers, J. (2009). Pflege verstehen. Steigern Lerntagebücher den Praxis-Theorie-Transfer? *PADUA. Die Fachzeitschrift für Pflegepädagogik,* 4 (3), 39–43.

Duden. (2018). [WWW Dokument]. Verfügbar unter: https://www.duden.de/rechtschreibung/konvergieren [Datum des Zugriffs: 18.04.2019].

Eco, U. (2010). *Wie man eine wissenschaftliche Abschlussarbeit schreibt.* (Ins Deutsche übersetzt von Schlick, W.). (13. Aufl.). Wien: Facultas.

Europäische Union und Europarat. (2004–2013). *Gemeinsamer europäischer Referenzrahmen für Sprachen – Raster zur Selbstbeurteilung.* [WWW Dokument]. Verfügbar unter: https://europass.cedefop.europa.eu/de/resources/european-language-levels-cefr [Datum des Zugriffs: 03.01.2019].

Esselborn-Krumbiegel, H. (2017). *Von der Idee zum Text. Eine Anleitung zum wissenschaftlichen Schreiben.* (5. Aufl.). Paderborn: Ferdinand Schöningh.

Greil-Neuhofer, G. (2017). *Schreibtagebuch der Pflegefachassistenz.* Salzburg: Gesundheits- und Krankenpflegeschule an den Salzburger Landeskliniken.

Greil-Neuhofer, G. (Juli, 2017). *Schriftliche Arbeit im Fachbereich der Schule für Gesundheits- und Krankenpflege.* Salzburg: Salzburger Landeskliniken.

Greil-Neuhofer, G. (2006). *Schachmatt im pflegerischen Anleitungsprozess? Praxisanleitung in der österreichischen Altenpflege für Auszubildende der allgemeinen Gesundheits- und Krankenpflege.* Unveröff. Master Thesis. Krems: Donau-Universität Krems – Zentrum für Management und Qualität im Gesundheitswesen.

Grillenberger, A. & Brezina, H. (2008). *Schritt für Schritt zur wissenschaftlichen Arbeit in Gesundheitsberufen.* (2. Aufl.). Wien: Facultas.

Hecht, M. (2025). Leben als gelungenes Scheitern. *Das Dossier Psychologie Heute. Perfektionismus*, 5, 22–27.

Heiwig, L. (2025). *Wo findet man KI im Alltag?* [WWW-Dokument]. Verfügbar unter: https://www.itportal24.de/ratgeber/ki-im-alltag [Datum des Zugriffs: 04.09.2025].

Herber, H. J. (1983). *Innere Differenzierung im Unterricht.* Stuttgart, Berlin, Köln, Mainz: Kohlhammer.

Hochschuldidaktik. (2008). *Die PQ4R-Methode.* [WWW Dokument]. Verfügbar unter: http://www.fb03.uni-frankfurt.de/46056707/PQ4R_Methode.pdf [Datum des Zugriffs: 28.12.2018].

Humer, M. (2018). *Kann das Training mit Lautleseverfahren Lesegeschwindigkeit und Textverständnis verbessern?* Unveröff. Dissertation. Salzburg: Universität Salzburg/Kultur- und Gesundheitswissenschaftliche Fakultät/Fachbereich Erziehungswissenschaft.

Karmasin, M. & Ribing, R. (2002). *Die Gestaltung wissenschaftlicher Arbeiten.* (3. Aufl.). Wien: Facultas.

Klusmann, U. & Waschke, N. (2018). *Gesundheit und Wohlbefinden im Lehrerberuf. Psychologie im Schulalltag.* Göttingen: Hogrefe.

Kleibel, V. & Mayer, H. (2011). *Literaturrecherche für Gesundheitsberufe.* (2. Aufl.). Wien: Facultas.

Kornmeier, M. (2018). *Wissenschaftlich schreiben leicht gemacht für Bachelor, Master und Dissertation.* (8. Aufl.). Bern: Haupt.

Kruse, O. (2007). *Keine Angst vor dem leeren Blatt. Ohne Schreibblockaden durchs Studium.* Frankfurt, New York: Campus.

Kühtz, S. (2012). *Wissenschaftlich formulieren. Tipps und Textbausteine für Studium und Schule.* Paderborn: Ferdinand Schöningh.

Lathlean, J. (2013). Getting the most from your supervisior. In Glasper, A. & Rees, C. (Hrsg.). (2013). *How to write your Nursing Dissertation.* (S. 108–112). Southern Gate, Chichester, West Sussex: John Wiley & Sons.

LoBiondo-Wood, G.; Haber, J.; Krainovich-Miller, B. (2005). Strategien zum kritischen Lesen: Überblick über den Forschungsprozess. In LoBiondo-Wood, G. & Haber, J. (Hrsg.). (2005). *Pflegeforschung. Methoden, Bewertung, Anwendung.* (Aus dem Amerikanischen von Nohl, A.). (2. Aufl.). (S. 51–79). München: Urban & Fischer.

Lucid Analytics. (2025). *Embracing the AI Universe. Insights and Innovation.* [WWW-Dokument]. Verfügbar unter: https://www.lucid-analytics.ai/2024/lucid-life/%F0%9F%8C%85-embracing-the-ai-universe-insights-and-innovation/ [Datum des Zugriffs: 06.09.2025].

Mayer, H. (2014). *Pflegeforschung kennenlernen. Elemente und Basiswissen für die Grundausbildung.* (6. Aufl.). Wien: Facultas.

Mülleder, P. (2025). *KI in a box. Grundlagen und Anwendung inkl. Workshop.* Salzburg: Universitätsklinikum der Paracelsus Medizinischen Universität.

Panfil, E. M. (Hrsg.). (2013). *Wissenschaftliches Arbeiten in der Pflege. Lehr- und Arbeitsbuch für Pflegende.* (2. Aufl.). Bern: Hans Huber.

PB. (Pädagogischer Beirat für digitale Bildung in Wien). (2024). *50 empfehlenswerte KI-Tools für den Unterricht in der APS.* [WWW-Dokument]. Verfügbar unter: https://www.bildung-wien.gv.at/dam/jcr:e2306c42-985f-404f-913d-6a55910c635b/50%20KI%20Tools_FINAL.pdf [Datum des Zugriffs: 07.09.2025].

Perlmutter, S.; Campbell, J.; MacCoun, R. (2024). (Aus dem amerikanischen Englisch von Fließig, M. & Stauder, T.) *Smart Thinking für das dritte Jahrtausend. Kritisch denken, mit Unsicherheit umgehen, besser entscheiden.* München: Piper.

Reading, Sh. (2013). Starting your dissertation journey. In Glasper, A. & Rees, C. (Hrsg.). (2013). *How to write your Nursing Dissertation.* (S. 1–13). Southern Gate, Chichester, West Sussex: John Wiley & Sons.

Rechtsinformation des Bundes (RIS). (2019). *Bundesrecht konsolidiert. Gesamte Rechtsvorschrift für Leistungsbeurteilungsverordnung, Fassung vom 15.05.2019.* [WWW Dokument]. Verfügbar unter: ttps://www.ris.bka.gv.at/GeltendeFassung.wxe?Abfrage=Bundesnormen&Gesetzesnummer=10009375 [Datum des Zugriffs: 14.05.2019].

Rossig, W. E. & Prätsch, J. (2010). *Wissenschaftliche Arbeiten. Leitfaden für Haus- und Seminararbeiten, Bachelor- und Masterthesis, Diplom- und Magisterarbeiten, Dissertationen.* (8. Aufl.). Achim: BerlinDruck.

Seibold, G. (2009). *Das perfekte Exposé zu einer Dissertation.* (4. Aufl.). Norderstedt: Books on Demand.

Sun, G. H. (2024). Prompt-Engineering for Nurse Educators. *Nurse Educator*, 49 (6), 293–299.

Schabmann, A. et al. (2012). *Lesekompetenz, Leseunterricht und Leseförderung im österreichischen Schulsystem. Analysen zur pädagogischen Förderung der Lesekompetenz.* [WWW Dokument]. Verfügbar unter: https://www.researchgate.net/publication/249260179_Lesekompetenz_Leseunterricht_und_Leseforderung_im_osterreichischen_Schulsystem_Analysen_zur_padagogischen_Forderung_der_Lesekompetenz [Datum des Zugriffs: 07.12.2018].

Schaarschmidt, T. (2019). Morgen mach ich´s bestimmt! *Spektrum Psychologie*, 2, 58–61.

Scheuermann, U. (2012). *Schreibdenken. Schreiben als Denk- und Lernwerkzeug nutzen und vermitteln.* Opladen, Toronto: Barbara Budrich.

Schmidinger, E. (2012). Beurteilen – ein Element des Unterrichts. In Schmidinger, E. & Vierlinger, R. (bm:uk; Hrsg.). *Zeitgemäße Leistungsbeurteilung.* Wien: Jugend & Volk.

Schur, H. (2005). *Zusammenschreiben. Eine Anleitung für die Naturwissenschaften, die Psychologie und die Medizin.* Berlin: Lohmann.

Stary, J. (2011). Wissenschaftliche Literatur lesen und verstehen. In Franck, N. & Stary, J. (2011). *Die Technik wissenschaftlichen Arbeitens.* (16. Aufl.). (S. 71–96). Paderborn: Ferdinand Schöningh.

Thonhauser, J. (2012). Matthias von Saldern: Schulleistung 2.0. Von der Note zum Kompetenzraster. *Zeitschrift für Bildungsforschung*, 2, 79–81.

Thonhauser, J. (2004). *Grundlagen des Lernens und Lehrens in einem ziel- und aufgabenorientierten Unterricht.* Unveröff. Unterrichtsskriptum. Universität Salzburg: Geisteswissenschaftliche Universität.

Wissen.de. (2018). *Johannes Gutenberg und der Buchdruck: eine kulturelle Revolution.* [WWW Dokument]. Verfügbar unter: https://www.wissen.de/johannes-gutenberg-und-der-buchdruck-eine-kulturelle-revolution [Datum des Zugriffs: 28.12.2018].

Wolfsberger, J. (2010). *Frei geschrieben. Mut, Freiheit und Strategie für wissenschaftliche Abschlussarbeiten.* (3. Aufl.). Wien, Köln, Weimar: Böhlau

Tabellenverzeichnis

Abbildungsverzeichnis

Wir über uns

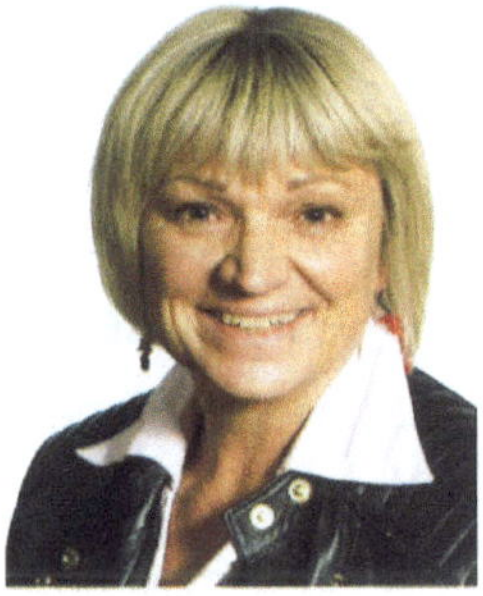

Mag. Gertrude Greil-Neuhofer, MSc, ist eine diplomierte Gesundheits- und Krankenpflegeperson, Akademische Lehrerin für Gesundheits- und Krankenpflege, Akademische Führungskraft im Gesundheitswesen, MSc der Pflegepädagogik und Magistra der Pflegewissenschaft und Pflegeforschung mit Schwerpunkt Pädagogik sowie diplomierte Mentaltrainerin und seit 2003 in lehrender Funktion an der Schule für Gesundheits- und Krankenpflege an den Salzburger Landeskliniken/Universitätsklinikum tätig.

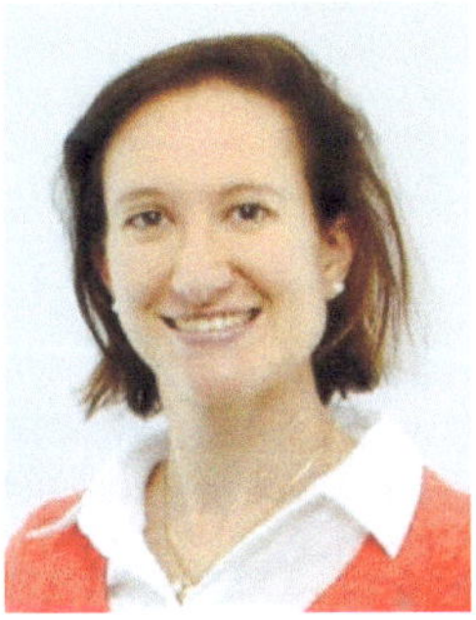

Andrea Meyer, BScN, ist eine diplomierte Gesundheits- und Krankenpflegeperson, absolvierte das Studium Pflegewissenschaft und Pflegeforschung mit Schwerpunkt Pädagogik und ist seit 2015 als Lehrerin an der Schule für Gesundheits- und Krankenpflege an den Salzburger Landeskliniken/Universitätsklinikum ergänzend zum stationären Praxisbereich tätig.

Danksagung

Sehr herzlich bedanken wir uns bei der Bildungszentrumsleiterin Mag. Maria Meusburger und dem Direktor der Gesundheits- und Krankenpflegeschule Markus Widlroither, B.A., M.Ed., welche dem Team die Teilnahme an „KI in a box“ ermöglichten und stets offen für Innovationen sind.

Unsere Dankbarkeit möchten wir auch Angelika Steiner, BScN, aussprechen, die wesentlich auf ihre besondere Weise zur zweiten Auflage beigetragen hat.

In mehrfacher Hinsicht stehen wir in der Dankesschuld aller Auszubildenden der Pflegefachassistenz, die uns während der Anfertigung dieses Buches wertvolle Anregungen gegeben haben.

Ein Dank geht besonders an Dr. Sylvia Eder, die stets wertvolle Rückmeldungen gab.

Einen herzlichen Dank auch an unsere Kolleginnen und Kollegen, die uns in vielfältiger Weise mit unterschiedlichen Fähigkeiten unterstützt haben. Komplexe Aufgaben sind da, um bewältigt zu werden und optimale Ergebnisse zu erzielen.

Anhang

Anhang A: SAiFB-Beurteilung

SAiFB **Titel der Arbeit:** **Name:**

INHALTLICHE Kriterien **Maximum: 20 Punkte** • Beantwortung der Fragestellung • Fachliche Korrektheit • Erkennbarer Eigenanteil • Prioritätensetzung	Erreichte Punkteanzahl:		Additum: • Komplexe Fragestellung • Differenzierte Argumentation von Texten	**Kommentar:**
FORMALE Kriterien **Maximum: 12 Punkte** • Formale Vorgaben • Vorgaben zu Zitation und Literaturquellen	Erreichte Punkteanzahl:		Additum: • Mehr Literatur als die Mindestanforderung • Kritische Stellungnahme zu Kernaussagen • Kritische Gegenüberstellung mehrerer Quellen	**Kommentar:**
SPRACHLICHE Kriterien **Maximum: 9 Punkte** • Verständlichkeit • Rechtschreibung	Erreichte Punkteanzahl:			**Kommentar:**
GESAMTPUNKTE: **Maximum: 41 Punkte** positiv ab 51 % (21 Punkte)	Erreichte Punkteanzahl:		**Note:**	**Benotungsschema**: 41 - 37 P. **sehr gut** < 37 - 32,5 P. **gut** < 32,5 - 28 P. **befriedigend** < 28 - 21 P. **genügend** < 21 P. **nicht genügend**

Datum: **SAiFB-Prüfer/in:**

Schriftliche Arbeit im Fachbereich (SAiFB) – Pflegefachassistenz

Erstellung: C. Szekeres; Grundlage: Absprache 17.07.2017 (M. Widlroither; M. Frauenhuber; G. Greil-Neuhofer; A. Meyer; C. Müller); Ergänzung: Absprache 06.11.2017 (M. Widlroither; G. Greil-Neuhofer; D. Gebhart); Ergänzung 04.02.2019 (G. Greil-Neuhofer; C. Szekeres); Überarbeitung Benotungsschema: 09.11.2022 (T. Marageter; C. Szekeres mit Freigabe am 10.11.2022 durch M. Widlroither).

Beschreibung der inhaltlichen Kriterien:

- Auszubildende können eine Fragestellung (F: einfach; A: komplex) zu einer berufsrelevanten Thematik entwickeln und eigenständig bearbeiten.
- Auszubildende können exemplarisch berufsrelevante Sachverhalte und Probleme sowie Ursachen und Zusammenhänge erfassen, beschreiben und Lösungsstrategien aufzeigen.
- Auszubildende können Kernaussagen der Literatur in eigene Worte fassen. Die Inhalte der Arbeit sind logisch aufeinander bezogen und der rote Faden ist erkennbar. Größere Abschnitte sind durch Überleitungen verbunden.
- Auszubildende nehmen zu Kernaussagen kritisch Stellung und können verschiedene Kernaussagen aus mehreren Literaturquellen kritisch gegenüberstellen (A).
- A. argumentieren aus der Literatur ausgewählte Texte differenziert (A).
- Auszubildende integrieren ihren Eigenanteil (z. B. eigene Erfahrung/persönliche Stellungnahme, Auswahl der Zitate, Bezugnahme zu Thema und Fragestellung/en)

Beschreibung der formalen Kriterien:

- Auszubildende wenden die im Leitfaden für SAiFB (Schriftliche Arbeit im Fachbereich) beschriebenen formalen Vorgaben an.
- Auszubildende wenden die im Leitfaden für SAiFB beschriebenen Vorgaben zu Zitation und Literaturquellen an.
- Auszubildende verwenden Literatur mit bezugswissenschaftlichen Quellen, mit mehr Beiträgen aus Fachzeitschriften, Fachbüchern sowie kritisch geprüften Fachbeiträgen aus dem Internet (A).

Beschreibung der sprachlichen Kriterien:

- Auszubildende formulieren sachlich und verständlich und wenden Fachbegriffe adäquat an.
- Auszubildende erfüllen die Vorgaben für sprachliche Kriterien lt. Leitfaden für SAiFB (Rechtschreibung, Grammatik, Satzbau etc.).

PA-PFA-AV § 42 Abs. 2: Kommissionelle Abschlussprüfung – Inhalt, Durchführung und Beurteilung
Die Lehrkräfte haben im Rahmen der kommissionellen Abschlussprüfung die Prüfungen durchzuführen. Der Themenschwerpunkt der Schriftlichen Arbeit im Fachbereich ist einzubeziehen. Der Prüfungskommission ist eine Beurteilung in jedem Themenfeld vorzuschlagen. Die Prüfungskommission hat für jedes Themenfeld eine Note festzulegen.

Frage zum Themenschwerpunkt der SAiFB im Rahmen der Kommissionellen Abschlussprüfung:

Schriftliche Arbeit im Fachbereich (SAiFB) – Pflegefachassistenz

Erstellung: C. Szekeres; Grundlage: Absprache 17.07.2017 (M. Widlroither; M. Frauenhuber; G. Greil-Neuhofer; A. Meyer; C. Müller); Ergänzung: Absprache 06.11.2017 (M. Widlroither; G. Greil-Neuhofer; D. Gebhart); Ergänzung 04.02.2019 (G. Greil-Neuhofer; C. Szekeres); Überarbeitung Benotungsschema: 09.11.2022 (T. Marageter; C. Szekeres mit Freigabe am 10.11.2022 durch M. Widlroither).